MINISTÈRE DE L'INDUSTRIE ET DU T

ADMINISTRATION DES MINES

Service des Accidents miniers et du Grisou

LES

APPAREILS RESPIRATOIRES

ET LA

Station de sauvetage de Frameries

PAR

S. STASSART,

Ingenieur en chef Directeur des Mines a Mons,
Directeur du Siege d'Experiences de Frameries,

ET

J. BOLLE,

Ingenieur principal des Mines a Mons
Attaché au Service des Accidents miniers et du Grisou

AVEC UN

AVANT-PROPOS

PAR

Victor WATTEYNE,

Inspecteur General des Accidents miniers et du Grisou

—

EXTRAIT DES *Annales des Mines de Belgique*, t. XIV

BRUXELLES (IX.)
IMPRIMERIE L. NARCISSE
4, Rue du Presbytère
—
1909

Annales des Mines de Belgique

La collaboration aux *Annales des Mines de Belgique* est accessible a toutes les personnes compétentes.

Les mémoires ne peuvent être insérés qu'après approbation du Comité Directeur.

En décidant l'insertion d'un mémoire, le Comité n'assume aucune responsabilité des opinions ou des appréciations émises par l'auteur.

Les *Annales* paraissent en 4 livraisons respectivement dans les mois de Janvier, Avril, Juillet et Octobre de chaque année.

Abonnement { pour la Belgique fr. 10 00 par an.
{ pour l'Étranger : fr. 12-50 par an.

Pour tout ce qui regarde les abonnements, les annonces et l'administration en général, s'adresser a M. L. Narcisse, éditeur, rue du Presbytere, 4, Ixelles-Bruxelles.

Pour tout ce qui concerne la rédaction s'adresser au Secrétaire du Comité Directeur, rue Lambermont, 2, a Bruxelles.

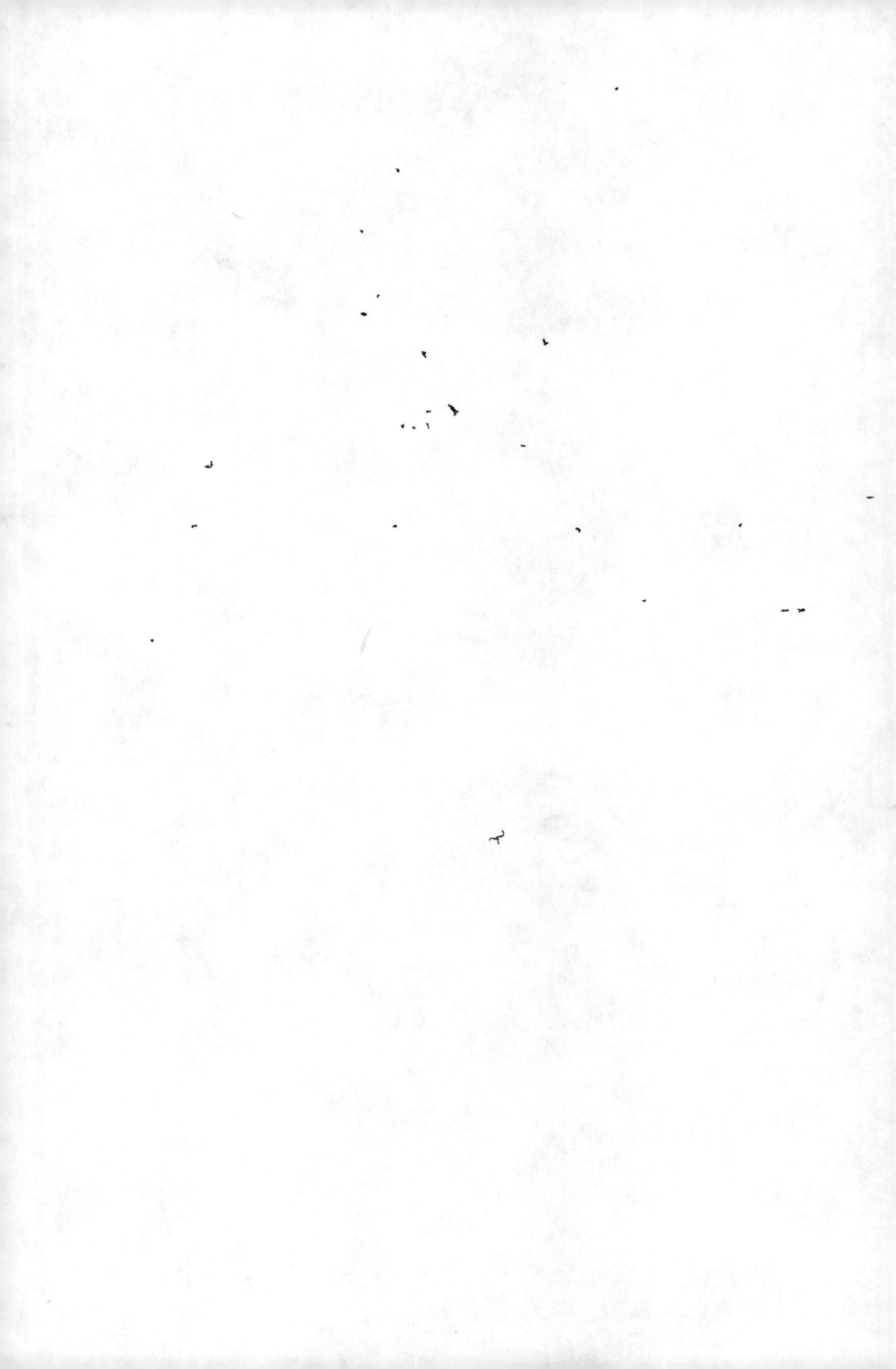

MINISTÈRE DE L'INDUSTRIE ET DU TRAVAIL

ADMINISTRATION DES MINES

Service des Accidents miniers et du Grisou

LES

APPAREILS RESPIRATOIRES

ET LA

Station de sauvetage de Frameries

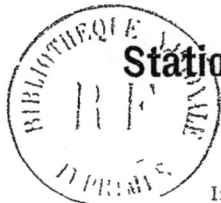
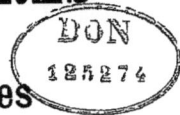

PAR

S. STASSART,

Ingénieur en chef Directeur des Mines à Mons,
Directeur du Siège d'Expériences de Frameries,

ET

J. BOLLE,

Ingénieur principal des Mines à Mons,
Attaché au Service des Accidents miniers et du Grisou,

AVEC UN

AVANT-PROPOS

PAR

Victor WATTEYNE,

Inspecteur Général des Accidents miniers et du Grisou.

EXTRAIT DES *Annales des Mines de Belgique*, t. XIV

BRUXELLES (IX.)
IMPRIMERIE L. NARCISSE
4, Rue du Presbytère

1909

LES

APPAREILS RESPIRATOIRES

ET LA

STATION DE SAUVETAGE DE FRAMERIES

PAR

S. STASSART,

Ingénieur en chef Directeur des Mines à Mons,
Directeur du Siege d Expériences de Frameries,

ET

J. BOLLE,

Ingénieur principal des Mines à Mons,
Attaché au Service des Accidents miniers et du Grisou,

AVEC UN

AVANT-PROPOS

PAR

Victor WATTEYNE,

Inspecteur Général du Service des Accidents miniers et du Grisou.

———

AVANT-PROPOS

Ce qui importe surtout, en matière d'accidents, c'est de *prévenir*, c'est, par tous moyens suggérés par la science et l'expérience, de chercher à éviter le retour de ces tristes événements qui suppriment ou diminuent de précieuses existences et jettent le deuil ou la tristesse dans les familles de ces braves travailleurs de la mine (nous ne nous occupons ici que des accidents miniers), si dignes d'intérêt et de commisération.

Cette « prévention » est un devoir humanitaire et impérieux pour tous ceux qui s'occupent de l'industrie minière, industrie dangereuse par sa nature mais qui peut l'être plus ou moins selon que ce devoir est moins ou mieux compris.

Le *Service des accidents miniers et du grisou* a assumé la tâche d'aider. dans l'accomplissement de ce devoir, MM. les Exploitants, les Ingénieurs des Mines et tous les préposés à la surveillance et à la direction des travaux miniers.

Parmi les accidents miniers, les plus terribles, par leur mode de manifestation, par les ravages qu'ils exercent et par le nombre de victimes qu'ils font à la fois. ce sont les explosions de grisou ou de poussières.

Le *Siège d'expériences de Frameries* a été créé spécialement pour conjurer ces accidents par la recherche des moyens à employer pour combattre les causes d'inflammation des mélanges explosibles qui tendent toujours, quoi qu'on fasse, à se former dans les travaux souterrains de la plupart des mines de houille.

Il est en opération depuis plusieurs années déjà. Maintes publications ont déjà fait connaître la nature des recherches qui s'y poursuivent et les résultats donnés par celles-ci.

Nous avons eu la grande satisfaction de constater, par la comparaison du nombre très restreint d'accidents de cette nature survenant encore actuellement et du nombre de ceux que l'on avait jadis à déplorer, les heureuses conséquences des efforts effectués, heureuses conséquences qui constituent le plus puissant encouragement pour la persévérance dans la voie suivie et la continuation de nos efforts.

Toutefois, on ne peut se bercer d'illusions dangereuses. Bien que les chances d'explosions aient considérablement diminué par l'adoption de meilleurs moyens d'éclairage et par la mise à l'écart des explosifs les plus dangereux, tout danger est loin d'être écarté absolument et l'on est toujours exposé, pour de multiples causes, à éprouver çà et là encore quelque lamentable catastrophe.

J'ai déjà, à plusieurs reprises, signalé ailleurs ces multiples causes. J'en rappelle quelques-unes.

Pour ce qui concerne les lampes, on sait qu'il n'y a pas de sûreté absolue; d'ailleurs, la moindre négligence dans le montage transforme la meilleure lampe en une lampe ouverte; il en est de même du bris du verre.

Pour ce qui concerne les explosifs, il y a plus de mécomptes encore à redouter.

Et, d'abord, il y a les défauts de fabrication, dosage inexact ou mélange imparfait, qui, en toute évidence, peuvent modifier du tout au tout les qualités « antigrisouteuses » de l'explosif.

Il y a aussi l'amorçage ou le chargement défectueux qui, pour certains explosifs, peuvent déterminer des modes de décomposition anormaux et dangereux.

Ensuite, — il est bon de le rappeler pour ceux qui ne connaissent pas à fond l'état de notre réglementation, — sous l'empire du règlement qui nous régit encore, les exploitants ne sont tenus à l'emploi des explosifs antigrisouteux qu'en cas de dérogations. A la vérité, ainsi que la statistique le prouve (1), MM. les Exploitants vont, dans l'emploi des explosifs antigrisouteux, bien au-delà de ce qui leur est imposé par les arrêtés de dérogations; néanmoins il peut, sans qu'on puisse s'y opposer, être fait usage, dans maints chantiers encore de mines grisouteuses et poussiéreuses, des explosifs brisants les plus dangereux.

Ensuite encore, le dernier mot n'est pas dit (la question

(1) Voir notamment . « Emploi des explosifs dans les mines de houille de Belgique, en 1907 — Statistique comparative par MM WAITEYNE et BREYRE. » — *Annales des Mines de Belgique*, t XIII, 4e livr.

fait toujours l'objet de laborieuses recherches au siège d'expériences de Frameries) sur la détermination du degré de sûreté des explosifs; bien qu'on ait cherché, dès le début, à se placer, pour l'expérimentation, dans les conditions les plus dangereuses de la pratique, il peut y avoir encore, dans certaines sections de galeries de mine, avec certains explosifs, avec certaines natures de poussières, avec des densités de chargement différentes, des conditions occasionnellement plus dangereuses encore.

Enfin, et cette observation s'applique aussi bien aux lampes qu'aux explosifs, il y a les imprudences qui peuvent être commises : ouvertures de lampes, emploi d'explosifs au-delà de la charge limite, etc., etc.

Il y a donc toujours des explosions possibles.

Il y a aussi à tenir compte d'autres événements qu'on ne peut écarter d'une façon absolue; tels notamment, les incendies souterrains et les dégagements instantanés de grisou.

Il résulte de tout cela la nécessité de prévoir le cas où il faudra porter secours à des ouvriers, soit échappés de l'action immédiate d'une catastrophe, soit en danger par suite de l'un ou l'autre des événements préindiqués.

C'est le **sauvetage.**

Le sauvetage est, avant tout, une question de dévouement. Ce dévouement, je me plais à le dire bien haut, à la louange de nos mineurs (ingénieurs et ouvriers), n'a jamais fait défaut.

Nos mineurs belges sont des mineurs de profession, et le dévouement est, dans ce métier, un devoir professionnel que non seulement aucun ne cherche à éluder mais qui est presque un instinct chez eux.

Ayant occasion, par nécessité de service, de prendre

connaissance des circonstances accompagnant tous les accidents qui surviennent dans notre pays, je puis donner le témoignage que *jamais* il n'a été failli à ce noble devoir, et je ne pense pas qu'il puisse être cité un seul cas, dans une mine de Belgique, où un ouvrier, qu'il était humainement possible de sauver, ne l'ait pas été.

Mais la limite du dévouement est l'impossible, l'obstacle infranchissable.

Jusque dans ces dernières années, une atmosphère irrespirable occupant des galeries qu'il fallait nécessairement traverser constituait un de ces « obstacles infranchissables ».

Mais de grands progrès ont été accomplis.

Il y en a encore toutefois beaucoup à accomplir.

Le problème présente des difficultés spéciales.

Il ne suffit pas, en effet, de fournir au sauveteur une provision d'air suffisante pour lui permettre de respirer pendant le temps du sauvetage, mais il faut le faire de telle sorte qu'il ne soit pas gêné dans ses mouvements et qu'il n'en résulte pas pour lui un encombrement tel que l'aide apportée soit illusoire.

C'est que, dans notre pays surtout, où les couches sont minces, beaucoup de passages dans la mine sont loin d'être larges; ét, après un accident, c'est bien autre chose encore : des affaissements du toit, des éboulements, des débris de toutes sortes encombrent les voies, et le sauveteur est souvent obligé de ramper, de s'infiltrer en quelque sorte, entre des tas de pierres, pour poursuivre sa route.

C'est là le côté le plus difficile du problème. Il faut que les appareils de sauvetage soient le moins encombrants possible. Il faut aussi qu'ils soient d'un fonctionnement sûr et qu'ils soient en outre assez robustes et assez solidement assujettissables pour être en état de résister à des chocs et pour ne pas se détacher au moindre accroc à un obstacle quelconque.

Les appareils connus jusqu'à présent ne répondent pas encore entièrement à ces désiderata.

Tels qu'ils existent cependant, ils sont susceptibles de rendre des services réels et, portés par des hommes intelligents, dévoués et bien exercés, ils permettront de réaliser des sauvetages qui auraient été impossibles sans leur aide.

Il en résulte que leur emploi s'impose.

La création d'une station de sauvetage au siège d'expériences de Frameries fut décidée en principe, au cours d'une visite de M. Francotte, Ministre de l'Industrie et du Travail, au compartiment des mines de l'exposition universelle de Liége, en 1905.

M. Francotte était accompagné, dans cette visite, de M. Dejardin, Directeur général des Mines, de MM. les Ingénieurs en chef Directeur Ledouble et Stassart et du soussigné.

Lorsque les visiteurs furent arrivés au Stand, si intéressant et si complet, sous le rapport des moyens de sauvetage dans les mines, du Syndicat des Charbonnages Rhénans-Westphaliens, M. le Directeur général signala au Chef du Département l'utilité des appareils exposés et l'opportunité de les introduire dans notre pays.

Le principe de l'installation d'une station de sauvetage fut adopté sur l'heure. M. le Ministre décida que cette station formerait une annexe du *Siège d'expériences* de l'Etat à Frameries et il chargea le *Service des accidents miniers et du grisou* de présenter un projet. Celui-ci, préparé à ma demande par M. l'Ingénieur en chef Directeur Stassart, fut remis au début de 1906 et adopté.

La station fut édifiée dans le courant de cette même année; la formation des équipes fut commencée dès 1907 sous la direction spéciale de M. l'Ingénieur principal Bolle.

Le 22 juin 1907, M. A. Hubert, Ministre de l'Industrie et du Travail, se rendit à Frameries et y procéda à l'inauguration officielle du nouvel organisme.

A cette époque déjà, les équipes étaient déjà bien exercées et en état de rendre des services sérieux.

Mais il ne pouvait être question de faire de la station de sauvetage de Frameries une station unique destinée à assurer le sauvetage dans tous les points du pays.

Il tombe sous le sens que pour qu'un sauvetage soit efficace, il faut, dans la presque totalité des cas, qu'il soit prompt, même immédiat.

De là, la nécessité d'établir, dans chaque charbonnage, ou du moins dans chaque groupe de charbonnages quand ceux-ci sont assez voisins, de telles stations pourvues d'un nombre d'appareils suffisants et possédant des équipes bien exercées, toutes prêtes à se rendre, au premier signal, aux endroits où les secours sont demandés.

Il a été pourvu à cette nécessité par l'arrêté royal du 23 juin 1908.

Quant à la station de sauvetage de Frameries, elle reste ce qu'elle devait être dès le début, une station d'expériences et d'études, où les divers appareils sont essayés avec le concours d'équipes expérimentées et où MM. les Directeurs de charbonnages peuvent venir s'éclairer et se renseigner sur ce qu'il y a de mieux à faire pour satisfaire aux obligations qui leur sont imposées par l'arrêté du 23 juin 1908.

Dans le même but. c'est-à-dire pour renseigner les intéressés sur la question et les faire profiter de l'expérience acquise à Frameries pendant deux années, j'ai demandé à M. l'Ingénieur en chef Directeur Stassart et à M. l'Ingénieur principal Bolle de rédiger une note sur la station de sauvetage de Frameries, avec tous renseignements utiles sur les travaux qui y ont été effectués et sur les appareils qui y ont été essayés.

C'est ce travail qui fait l'objet des pages qui vont suivre.

Certains des renseignements qu'il contient, notamment sur les appareils respiratoires, ont déjà été donnés dans d'autres publications. Il m'a paru cependant utile, pour la facilité des personnes que la chose intéresse, qu'il fût passé en revue d'une façon assez complète les divers appareils ayant reçu ou susceptibles de recevoir la sanction de la pratique, spécialement ceux qui ont fait l'objet d'essais suivis à la Station de sauvetage annexée au Siège d''expériences de Frameries.

C'est ce que ces Messieurs ont fait dans le premier chapitre de leur travail.

Celui-ci contient aussi, dans un dernier chapitre, d'utiles conseils sur l'organisation des stations de sauvetage en Belgique.

V. WATTEYNE.

BUT ET DIVISION DE CETTE ÉTUDE

La présente note ayant pour but principal de fournir aux Exploitants de notre pays les renseignements utiles à la mise en application de l'arrêté royal du 23 juin 1908 concernant l'installation de stations de sauvetage dans les charbonnages, il a été jugé opportun non seulement de donner la description de la station de l'Etat à Frameries, d'en faire connaître l'organisation et les résultats obtenus, mais aussi de rappeler la constitution des appareils respiratoires les plus récents.

De même, pour faciliter la documentation sur l'aménagement des stations de sauvetage, nous donnons quelques renseignements sur celles qui, dans chaque bassin minier important, peuvent être considérées comme des installations types ; nous terminerons par quelques considérations sur l'organisation du sauvetage souterrain dans les divers pays et par quelques avis sur la réalisation de celui-ci dans les charbonnages de Belgique.

Notre travail comprend donc les chapitres suivants :

I. Description des principaux types d'appareils respiratoires ;

II. Stations de sauvetage dans les divers bassins miniers;

III. Station de l'Etat à Frameries ;

IV. Organisation des équipes de cette station, résultats;

V. Appréciation des appareils ;

CHAPITRE PREMIER

—

Description des principaux types d'appareils respiratoires en usage dans les mines.

—

Il ne peut entrer dans le cadre de cette étude de refaire l'historique des appareils servant à pénétrer dans les gaz irrespirables (1). Rappelons seulement ici que c'est un professeur de l'Université de Liége, M. Schwann, qui, le premier, a imaginé un appareil autonome grâce auquel un homme, isolé de l'atmosphère ambiante, disposait d'une certaine provision d'air; celui-ci, après s'être chargé d'anhydride carbonique dans les poumons, en était débarrassé par des matières chimiques, et pouvait ainsi servir de nouveau à la respiration.

Nous nous bornerons à décrire les différents appareils respiratoires actuellement en usage dans les mines, sans nous attarder aux modèles surannés qu'on rencontre encore souvent.

Ces appareils peuvent être rangés en cinq catégories :

    I. Appareils à vent soufflé ;

    II. Appareils à air emmagasiné sous pression, sans régénération ;

    III. Appareils à air liquide ;

    IV. Appareils à oxygène emmagasiné sous pression, avec régénération ;

    VI. Appareils à oxygène dégagé par réaction chimique.

---

(1) Cet historique a été fait à maintes reprises Signalons notamment le travail donné par M. Suess au Congrès international des mines, à Liége, en 1905

I. — *Appareils à vent soufflé.*

Ces appareils, construits par plusieurs firmes, consistent en une soufflerie, laissée dans l'air pur, communiquant par un long flexible avec un ou deux casques portés par les sauveteurs. On actionne la soufflerie, à la main, de façon à envoyer un courant continu d'air frais aux ouvriers se trouvant dans l'atmosphère irrespirable; les casques ne s'appliquent pas hermétiquement sur la tête des sauveteurs, de sorte que les produits de la respiration, ainsi que le surplus d'air envoyé de la soufflerie, peuvent s'évacuer facilement à l'extérieur.

Parfois, ces appareils sont munis d'un dispositif acoustique permettant de communiquer, à la voix, des casques à la soufflerie et réciproquement.

La partie essentielle de cet appareil est le flexible; celui-ci doit être étanche et doit être solidement armé pour résister aux chutes des pierres; on le conserve enroulé sur un tambour qui ne peut guère, d'ailleurs, servir au transport des tuyaux; à cause de leur poids, ceux-ci doivent être tronçonnés pour leur transport au fond; les assemblages se font par manchons spéciaux à vis

Le rayon d'action de ces appareils de dépasse pas 200 mètres, comptés à partir de la soufflerie. Les difficultés de traîner derrière soi le flexible en limitent l'emploi aux travaux à faire à poste fixe, dans une atmosphère irrespirable, à une distance faible de voies où l'on dispose d'air pur.

Ces appareils peuvent être alimentés également par de l'air provenant d'une canalisation d'air comprimé.

En tout cas, ce ne sont pas des appareils autonomes d'exploration, c'est-à-dire de sauvetage proprement dit, et ils ne peuvent pas être considérés comme satisfaisant aux prescriptions de l'article 3 de l'arrêté royal du 23 juin 1908.

La figure 1 montre le dispositif König, d'Altona, qui rentre dans cette classe d'appareils.

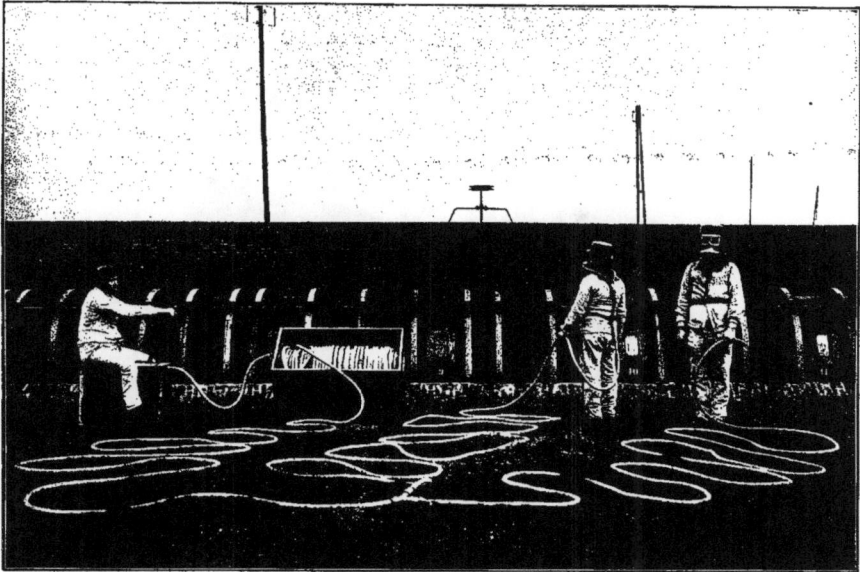

FIG. 1. — *Appareil König.*

II. — *Appareils à air emmagasiné sous pression, sans régénération.*

Le seul appareil de ce genre, qui soit employé actuellement, est l'appareil Vanginot, construit par M. J. Mandet, à Paris. Il est représenté schématiquement figures 2 et 3 et en vues photographiques, figures 4 et 5.

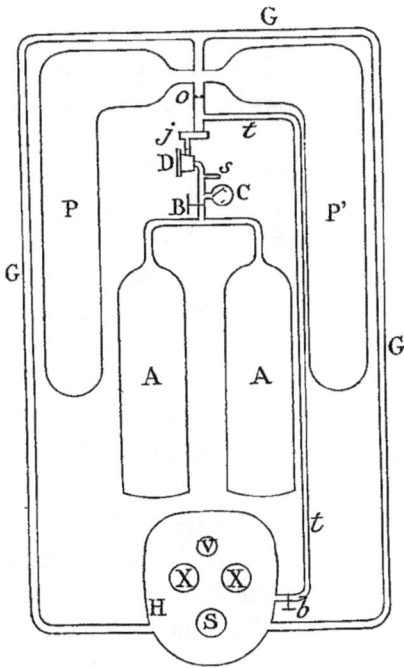

Fig. 2.

Il comprend deux bonbonnes d'acier *A*, où l'on peut emmagasiner 7.2 à 7.4 litres d'air comprimé à 175 atmosphères, ce qui correspond donc à 1 1/4 mètre cube d'air détendu ; une soupape *B* ferme normalement ces bonbonnes. En aval de *B*, un manomètre *C* indique la pression existant dans les bonbonnes et, partant, la quantité d'air restant dans l'appareil. Lorsque cette pression arrive à 30 atmosphères, un jet d'air s'échappe par un sifflet pendant une minute environ jusqu'à ce que la pression soit descendue à 28 atmosphères et avertit ainsi le porteur que sa provision d'air touche à sa fin. L'air traverse un détendeur *D* qui réduit sa pression à un mètre

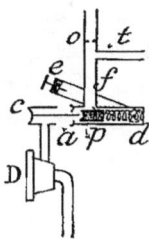
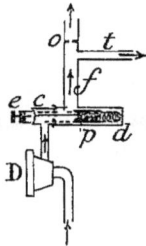

Fig. 3.

d'eau; puis il traverse un orifice en mince paroi O, au-delà duquel il se trouve détendu à la pression atmosphérique; il passe alors, soit directement au casque H, par les tuyaux G, soit dans deux sacs P et P^1 où il s'emmagasine pendant l'expiration, et d'où il sort en plus ou moins grande quantité à chaque inspiration.

Le casque H, muni d'un pneumatique qui permet d'obtenir un joint très étanche entre l'appareil et la figure, porte une soupape V qui ne permet pas les rentrées d'air, et qui fonctionne dès qu'une légère surpression se produit dans le casque, donc, à chaque expiration du sujet. Ce casque porte également deux fenêtres X, X, par lesquelles le sauveteur peut voir à l'extérieur, ainsi qu'un clapet S qu'il peut tenir ouvert et par où il respire, aussi longtemps qu'il est dans l'air pur, mais qu'il ferme en pénétrant dans l'atmosphère irrespirable, dès que l'appareil doit entrer en action.

Le détendeur et l'orifice en mince paroi O sont tels que l'appareil débite normalement 15 1/2 litres d'air détendu à la minute, et que les bonbonnes mettent donc une heure vingt minutes environ à se vider. En cas de marche accélérée, ou de travail, on peut augmenter le débit de l'appareil en agissant sur un bouton b fixé au casque et en ouvrant ainsi un tuyau t communiquant avec la partie du détendeur où la pression est de 1 mètre d'eau, c'est-à-dire, immédiatement en amont de l'orifice en mince paroi O; le débit est alors porté à 33 litres par minute. Il va de soi que les valeurs du débit peuvent varier avec le réglage du détendeur et la grandeur de l'orifice O; les chiffres que nous donnons ont été relevés sur l'appareil, de dimensions normales, que nous avons eu l'occasion d'essayer.

Tous les éléments de l'appareil Vanginot, autres que le casque, se portent sur le dos.

Les bonbonnes A se vissent au mano-détendeur ($C\,s\,D$)

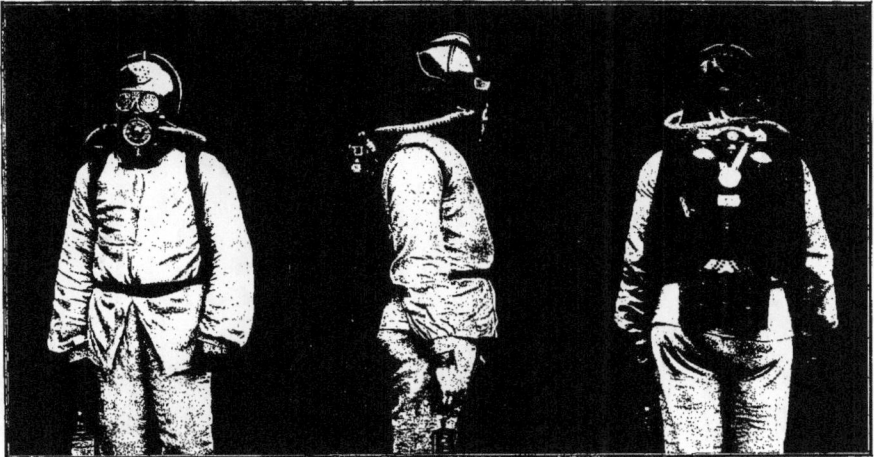

Fig. 4. — *Appareil Vanginot-Mandet*.

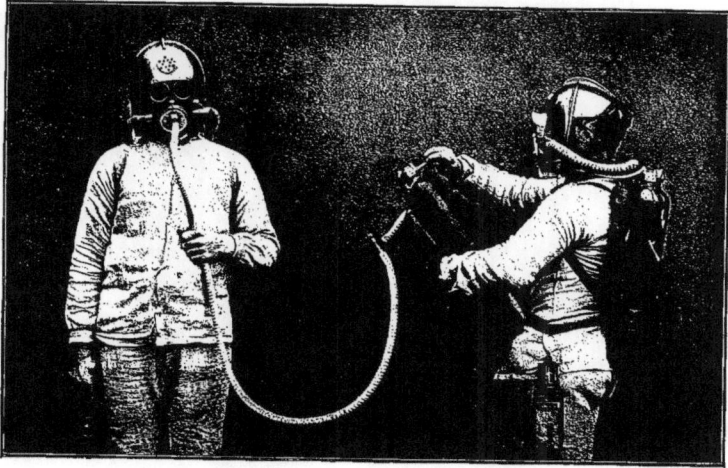

Fig. 5. — *Appareil Vanginot-Mandet : Changement des bonbonnes.*

et celui-ci se fixe à l'ensemble des flexibles G, du tuyau et des deux sacs P et P' et du casque H par un joint spécial j représenté schématiquement à la figure 3. Le tube c est solidaire du détendeur D; il porte une aiguille centrale a qui peut s'engager dans l'axe du tuyau d solidaire des flexibles G; quand c et d sont amenés en contact, et y sont maintenus par un étrier à vis e, le bord du tube c s'engage dans une rainure annulaire portée par le tuyau d, rainure dont le fond est garni d'une matière élastique, de façon à assurer l'étanchéité du joint. Dans ces conditions, l'aiguille a a déplacé un petit piston p, comprimant un ressort à boudin et découvre ainsi l'ouverture du tube f qui contient l'orifice en mince paroi o, et qui aboutit aux flexibles G. Le passage est donc ouvert du détendeur au casque. Mais si, en ouvrant le joint j, on écarte l'aiguille a du piston p, ce dernier recule sous l'action du ressort et vient fermer l'ouverture du tube f.

Il est donc possible de remplacer une bonbonne vide par une bonbonne pleine, sur le dos d'un sujet qui se trouve dans un milieu irrespirable, sans qu'il soit à aucun moment en communication avec ce milieu. Il est nécessaire que, pendant ce changement, le sauveteur puisse être alimenté d'air frais; à cet effet, on fixe sur la soupape s un tuyau en caoutchouc qu'on relie à une troisième bonbonne d'air frais; le joint est du même genre que celui qui vient d'être décrit, c'est-à-dire qu'une aiguille portée par l'extrémité du tube de caoutchouc ouvre une soupape, qui, écartée de ce tube, se referme sous l'action d'un ressort. Cette manœuvre est représentée à la figure 5.

Grâce à ces dispositifs ingénieux, il serait possible aux sauveteurs de rester de nombreuses heures dans une atmosphère irrespirable, pourvu qu'ils soient au moins deux et qu'ils disposent d'un nombre suffisant de bonbonnes de rechange.

_Le poids de l'appareil complet en ordre de marche est de 16 kilogrammes; une paire de bonbonnes de rechange pèse 14 kilogrammes environ.

III. — *Appareils à air liquide.*

M. Suess, de Witkowitz, a imaginé un appareil à air liquide qu'il appelle « aérolith » et qui est construit par la *Hanseatische Apparatenbau Gesellschaft*, à Hambourg.

Cet appareil est représenté schématiquement au croquis 6 (voir aussi les figures 7 et 8).

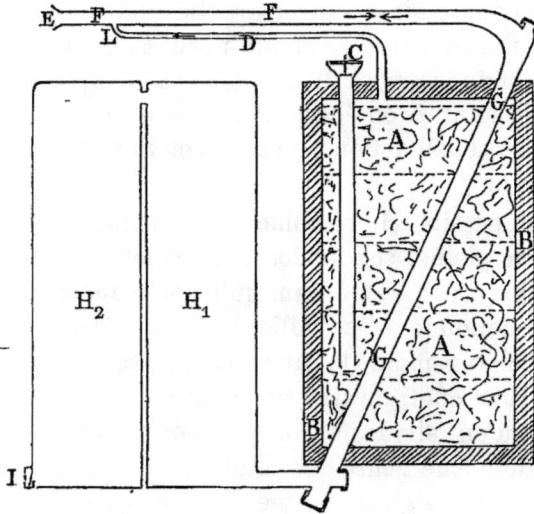

Fig. 6.

Il est constitué par une caisse remplie d'une matière absorbante (asbeste) *A* destinée à immobiliser l'air liquide. Cette caisse est entourée d'une enveloppe *B* de matières mauvaises conductrices de la chaleur.

On introduit dans l'appareil une quantité déterminée d'air liquide par l'entonnoir *C* qui est bouché aussitôt après. Ce liquide s'évapore graduellement, et de l'air

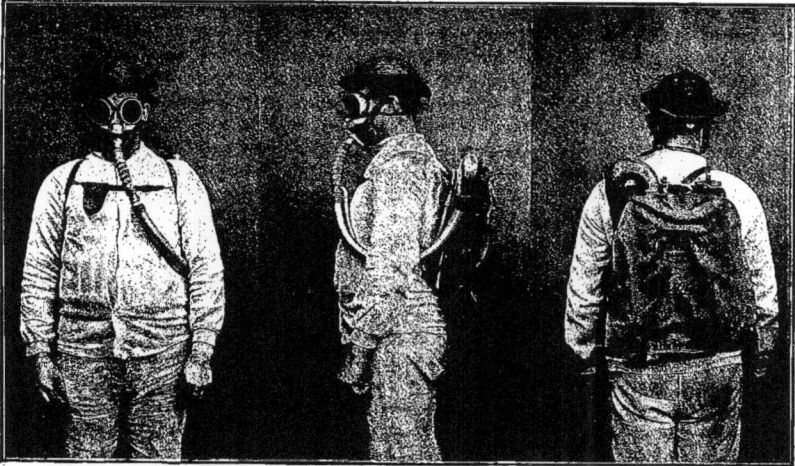

Fig. 7. — *Appareil Aérolith, à embouchure.*

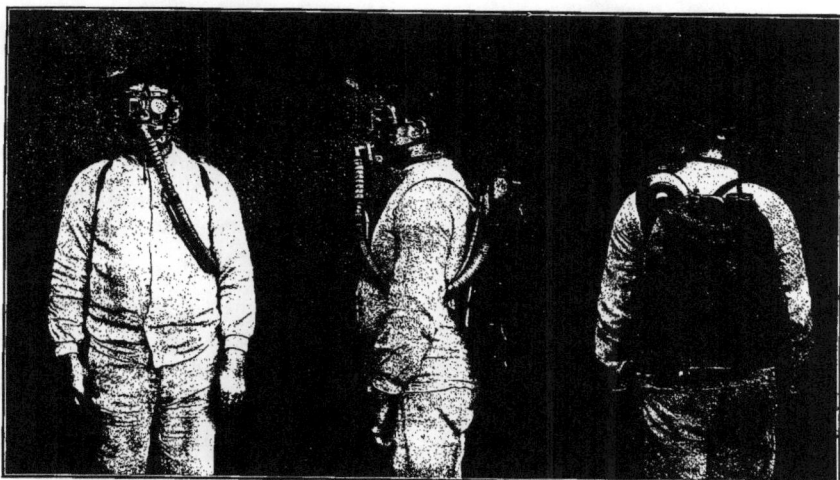

Fig. 8. — *Appareil Aérolith, à masque.*

s'échappe à l'état de gaz par le tuyau D dont la longueur avait été trouvée insuffisante lors de nos premiers essais et a été portée depuis de 1^m50 à 2 mètres environ; l'air, en circulant dans ce tuyau, se réchauffe et prend une température voisine de celle du milieu ambiant; un courant continu d'air pur arrive donc en L dans le tube F. Ce tube F se termine à une extrémité, soit par une embouchure E (voir fig. 7), soit par un masque respiratoire avec joint pneumatique; ce masque (voir fig. 8) ne recouvre que la bouche, le nez et les yeux; il se fixe sur la tête au moyen de courroies. L'autre extrémité du tube F est reliée à un tuyau à ailettes G qui est placé diagonalement dans la masse absorbante A et qui aboutit à un sac à deux compartiments en série H_1 et H_2; le second compartiment H_2 est en communication avec l'extérieur par une soupape I ne permettant pas les rentrées d'air vers l'intérieur de l'appareil.

Cela étant, quand l'aérolith est en œuvre, les produits de la respiration sortent par le tuyau F; ils ne peuvent s'engager dans le flexible D à cause du courant d'air frais qui en sort continuellement; ils traversent le tuyau à ailettes G, réchauffant ainsi l'air liquide emmagasiné dans l'appareil, et de là se rendent dans les deux sacs H_1 et H_2. A l'inspiration suivante, le porteur respire l'air frais venant du tuyau D, ainsi qu'une partie des gaz emmagasinés en H_1 et H_2, gaz qui retraversent les tuyaux G et F et qui, en se refroidissant, ont déposé leur vapeur d'eau, sous forme de neige, sur les parois du tuyau à ailettes.

Les gaz produits en excès s'échappent à l'extérieur par la soupape I.

Plus le sujet travaille, plus la quantité de chaleur, dégagée par ses poumons pendant l'unité de temps, est grande, donc, plus les gaz cèdent de chaleur au tuyau à ailettes G, et par conséquent, plus la quantité d'air évaporé est grande.

Il en résulte donc que le débit de l'appareil est, dans une

certaine mesure, proportionné au travail fourni par le porteur.

La vapeur qui se condense dans le tuyau *G* pourrait y produire des obstructions empêchant le fonctionnement régulier de l'appareil; aussi, ce tuyau est-il pourvu d'un robinet de purge; dans les appareils du type primitif, il était muni d'une raclette métallique traversant une boîte à bourrages; actuellement, cette raclette à poste fixe est supprimée; le tube *G* porte à ses deux extrémités des regards normalement fermés, par lesquels on pourrait facilement nettoyer ce tube de toute la neige qui s'y dépose; dans le premier type que nous avions essayé, nous avions constaté que des obstructions se produisaient dans ce tube ou dans ses raccords avec les autres parties de l'appareil; actuellement sa section, ainsi que celle de tous les passages d'air, a été notablement augmentée, de sorte que tout risque d'obstruction peut être considéré comme supprimé.

Le poids de cet appareil vide est d'environ 5 kilogrammes; on y charge 1 3/4 litre (soit 1 ᵏ3/4 environ) d'air, par heure de fonctionnement prévu; la caisse peut contenir environ 4.7 litres de liquide.

Le porteur doit avoir avec lui une montre-réveil de façon à être prévenu, en temps utile, du moment où sa provision d'air sera épuisée.

IV. — *Appareils à oxygène emmagasiné sous pression, avec régénération.*

a) Généralités. — Dans tous ces appareils, de loin les plus répandus, l'oxygène est emmagasiné sous une pression allant de 120 à 150 atmosphères. Un *détendeur* ramène l'oxygène à la pression atmosphérique; dans certains appareils (Shamrock, Draeger, Westfalia, Sécuritas) le détendeur est réglé une fois pour toutes et le débit de l'appareil en oxygène frais est donc constant (ordinairement deux litres par minute); dans un autre appareil (Tissot), le détendeur peut être réglé par le porteur de l'appareil, lequel, d'après ses besoins, peut faire varier le débit de 1.35 à 2.5 litres d'oxygène par minute. Enfin, dans un autre appareil (Weg), le détendeur est double et une variation très légère de la dépression peut en faire changer le débit; cette variation de pression est causée par l'aspiration plus ou moins profonde du sujet; de cette façon, le débit d'oxygène se règle pour ainsi dire automatiquement d'après les [besoins du porteur et peut varier de 1/3 de litre à 1 2/3 litre à la minute.

Dans tous les appareils, les gaz sortant des poumons sont débarrassés de leur anhydride carbonique et de leur vapeur d'eau par une *matière régénératrice* alcaline, de telle sorte qu'ils peuvent être réutilisés ensuite pour la respiration. Le plus souvent, cette matière régénératrice est placée dans des cartouches spéciales que l'on trouve dans le commerce et que l'on peut donc employer sans préparatifs; parfois, on doit remplir des vases spéciaux de potasse caustique solide (Shamrock) ou d'une solution de potasse que l'on prépare soi-même (Tissot).

Les sauveteurs peuvent être *isolés de l'atmosphère ambiante* de différentes manières; les dispositifs adoptés se classent en trois grandes catégories :

1° La respiration se fait entièrement par la bouche : les tuyaux d'arrivée et de retour d'air aboutissent à une embouchure spéciale que le sujet tient entre les lèvres et les dents et que des courroies aident à maintenir dans cette position. Les narines sont bouchées, soit par des tampons d'ouate, enduits de vaseline, qui assurent la fermeture hermétique du nez et qu'un cache-nez empêche de tomber, soit (Draeger) par un pince-nez serrant, au moyen d'une vis, les ailes du nez sur la cloison séparant les deux narines. Eventuellement, le sauveteur se munit de lunettes spéciales empêchant les fumées d'irriter les yeux. Ces embouchures doivent évidemment être désinfectées au formol avant et après chaque opération. Il est désirable que chaque sauveteur ait une embouchure qui lui soit propre.

2° La respiration se fait entièrement par le nez. Dans l'appareil Tissot 1907, le seul où cette disposition ait été adoptée, le sujet s'introduit dans les narines deux embouts dont il assure la fixité au moyen de courroies; c'est par ces embouts que se font l'arrivée et le départ de l'air; le sauveteur doit fermer la bouche aussi longtemps qu'il est dans l'air irrespirable; à cet effet, il tient entre les lèvres et les dents une plaque métallique pleine qui rend impossible toute introduction inopportune d'air et qu'une courroie empêche de tomber.

Les embouts, dont il existe plusieurs modèles s'adaptant aux différentes formes de narines, doivent être désinfectées au formol après chaque emploi.

En 1909, M. Tissot a imaginé un autre dispositif à respiration nasale, destiné aux personnes qui ne peuvent ou ne veulent pas mettre d'embouts dans les narines; c'est un très petit masque, avec joint par pneumatique, qui couvre seulement le nez.

3° La respiration peut se faire par le nez et par la bouche : la face du sujet est couverte par un masque sur une plus ou moins grande étendue; généralement, le casque couvre la face entière et même le haut de la tête, de telle sorte qu'il dispense de l'emploi de coiffure spéciale (Draeger et Westfalia); dans l'appareil Weg et dans un modèle du Tissot 1909, il couvre seulement la bouche et le nez, et est fixé par courroies; éventuellement, le porteur d'un de ces appareils devra donc se munir de lunettes à fumées.

L'étanchéité du joint entre le casque et la figure est obtenue au moyen d'un caoutchouc plein (Westfalia), ou, plus souvent, au moyen d'un pneumatique (Draeger, Weg,

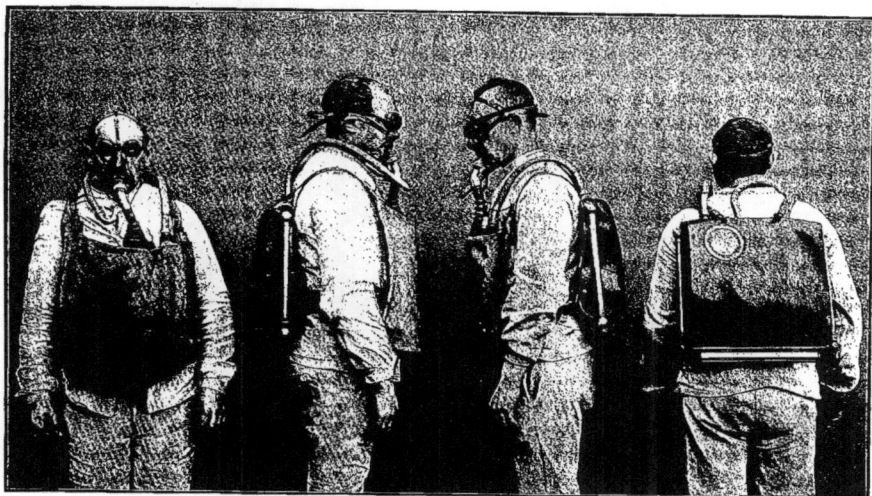

Fig. 9. — *Appareil Shamrock.*

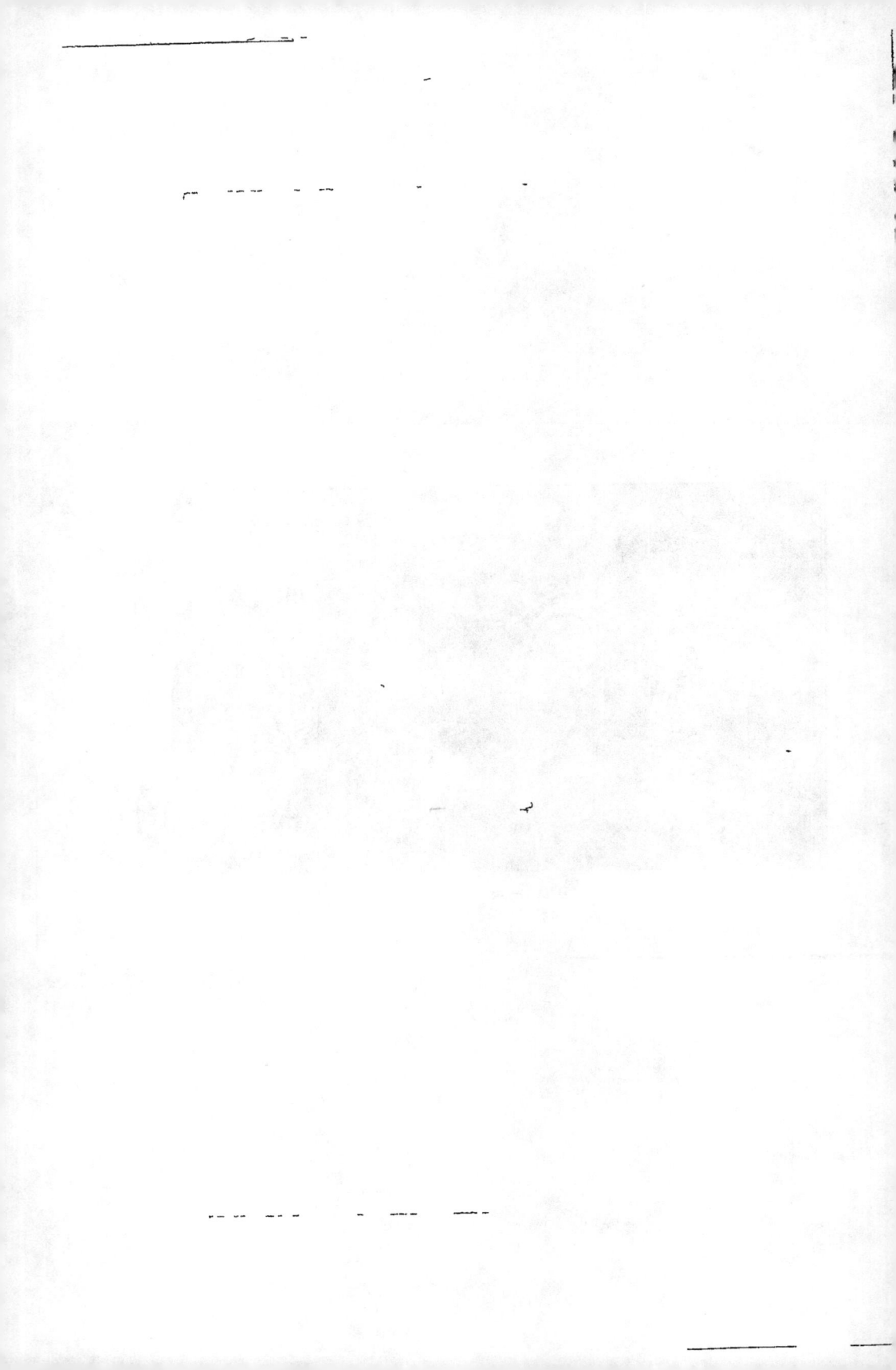

Westfalia) qu'on gonfle à l'aide d'une poire en caoutchouc et qui épouse parfaitement toutes les saillies du visage.

Ces généralités dites, nous abordons la description succincte des différents appareils.

a) APPAREIL TYPE SHAMROCK (1906). — Cet appareil était fabriqué en dernier lieu par la Société Westfalia; elle a abandonné ce modèle et vend actuellement des appareils dits « Westfalia » ou « Sécuritas » qui seront décrits plus loin. Nous croyons utile cependant de décrire le Shamrock, encore fort répandu dans certaines mines et que portaient, à Courrières, les sauveteurs de M. Meyer.

Cet appareil, représenté schématiquement au croquis 10 (voir aussi la figure 9), comprend deux bonbonnes *A A*, d'une contenance totale de deux litres, où l'on introduit de l'oxygène à 120 atmosphères; ce gaz sort par une soupape *B*, marque sa pression à un manomètre *C* dont les indications font connaître la durée pendant laquelle l'appareil peut être utilisé, puis arrive à un détendeur *D*, réduisant la pression à 6 ou 7 atmosphères; il passe ensuite près d'une soupape de sûreté *E* qui doit fonctionner dans le cas où, le détendeur faisant défaut, l'oxygène arriverait en aval de cet organe avec une pression exagérée.

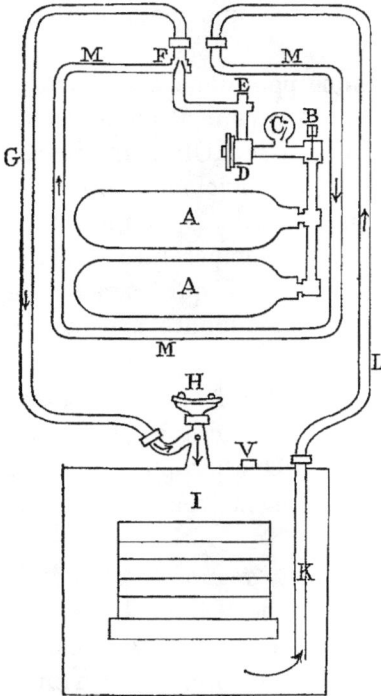

Fig. 10.

L'oxygène pénètre ensuite par un orifice capillaire dans l'injecteur F, grâce auquel il entraîne les gaz venant par le tube M; le mélange qui se trouve à la pression atmosphérique, se rend par le flexible G à l'embouchure H que le sauveteur tient entre les lèvres et les dents.

L'injecteur a pour effet de créer un courant de sens constant dans tout l'appareil; il en résulte que les produits de la respiration, ne pouvant guère remonter ce courant, passent dans le sac I, à double enveloppe (caoutchouc et toile imperméable); ce sac renferme une petite caisse à claire-voie qui contient à sa partie supérieure de la potasse caustique et à sa partie inférieure une matière absorbante (Kieselguhr).

L'air sortant des poumons peut donc se débarrasser de son CO^2 sur la potasse et de sa vapeur d'eau sur la matière poreuse. La réaction de CO^2 sur le KOH ayant dégagé une certaine quantité de chaleur, on envoie les gaz venant du sac I par un tube K et un flexible L, à un long tuyau métallique M, où ils prennent la température ambiante; ce réfrigérant les conduit à l'injecteur F qui les remet dans la circulation et] les ramène à l'embouchure avec un nouvel afflux d'oxygène pur.

Un sifflet d'alarme commence à fonctionner lorsque la pression dans les bonbonnes descend à 30 atmosphères et s'arrête lorsqu'elle est réduite à 25 atmosphères. Le porteur est donc averti, une demi-heure environ d'avance, que sa provision s'épuise.

Les bonbonnes à oxygène, manomètre, détendeur, injecteur et réfrigérant, sont portés sur le dos et sont enfermés dans une caisse en cuir munie d'une fenêtre permettant de lire les indications du manomètre. Quant au sac contenant la caisse à potasse, il se porte sur la poitrine.

Il arrive que le sujet n'a pas besoin de tout l'oxygène débité par le détendeur (2 litres à la minute); dans ce cas, la quantité de gaz contenue dans les différents organes de l'appareil, en aval du détendeur, croît continuellement ; leur pression augmente donc aussi, et, quand elle devient assez forte, les gaz en excès s'échappent par la soupape de sûreté *V*.

L'appareil pèse en chiffres ronds 18 kilogrammes ; les bonbonnes, chargées à 120 atmosphères, contiennent de l'oxygène pour deux heures de service.

La caisse à claire-voie est chargée chaque fois de potasse caustique ; l'ouvrier à qui l'on confie ce chargement et le nettoyage de l'appareil, doit se munir de gants de caoutchouc pour éviter les brûlures de la potasse.

b) APPAREIL DRAEGER. — Cet appareil s'emploie aussi bien avec casque qu'avec embouchure. Nous décrirons le type 1906, qui, sauf de très légères modifications de détails, n'a plus d'ailleurs varié.

Le croquis 11 représente schématiquement cet appareil ; les figures 12 et 13 montrent le type à casque et le type à embouchure.

Deux bonbonnes *A* et *A'*, pouvant être ouvertes ou fermées indépendamment l'une de l'autre, contiennent ensemble deux litres d'oxygène comprimé à 120 atmosphères (1). L'oxygène en sort par les soupapes *B* et *B'*, indique au manomètre *C* la pression existant dans les bonbonnes, passe au détendeur *D* qui réduit sa pression à 6 ou 7 atmosphères, éventuellement, si le détendeur fonctionne mal, s'échappe par la soupape de sûreté *E*, sinon arrive par un orifice capillaire à l'injecteur *F*, où il entraîne les gaz venant de *M*. Le mélange passe par le flexible *G* et pénètre soit dans le casque, soit dans l'embouchure, après avoir traversé une

---

(1) En 1909, la firme Draeger annonce la mise en vente de bonbonnes en acier spécial, qui pourront contenir de l'oxygène comprimé à 150 atmosphères ; la capacité de fonctionnement de l'appareil sera ainsi portée de 2 à 2 1/2 heures.

petite soupape *N* en mica, qui ne permet le passage de l'air que dans un sens. En dérivation sur ce tuyau *G* se trouve une poche *P* où l'air pur en excès peut s'emmagasiner et où, en cas d'inspiration plus profonde, le sujet trouvera l'air dont il a besoin. Les produits de la respiration sortent par une soupape *O* en mica et se rendent, soit par le

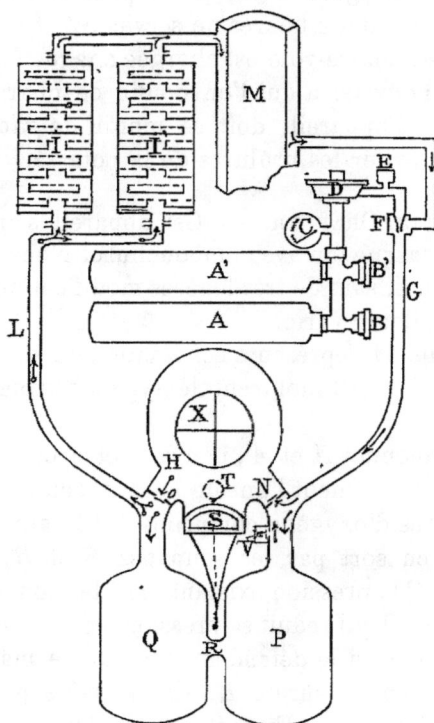

Fig. 11.

flexible *L* à deux cartouches *I* et *I'* placées en parallèle, soit, s'ils sont en excès, dans une seconde poche *Q*. Les poches *P* et *Q* communiquent d'ailleurs entre elles par un petit orifice *R*, de telle sorte qu'en cas d'effort anormal, donc d'inspirations extraordinairement fortes, le sujet vide

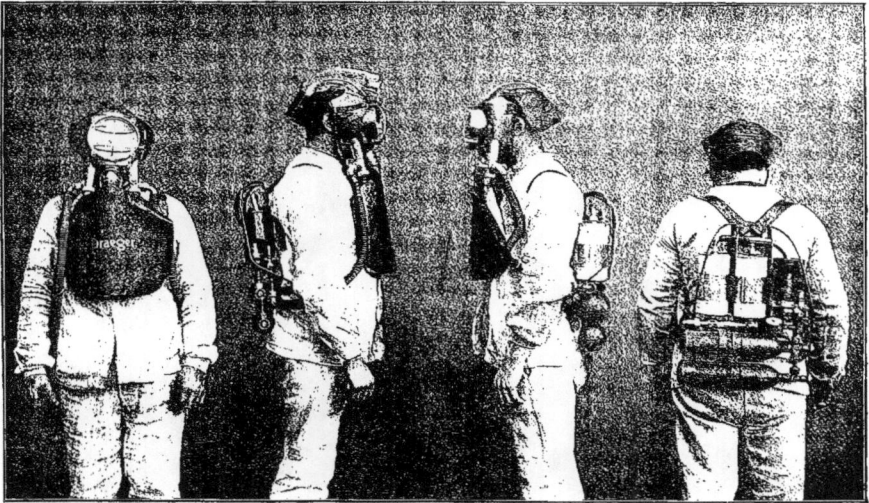

Fig. 12. — *Appareil Draeger à casque.*

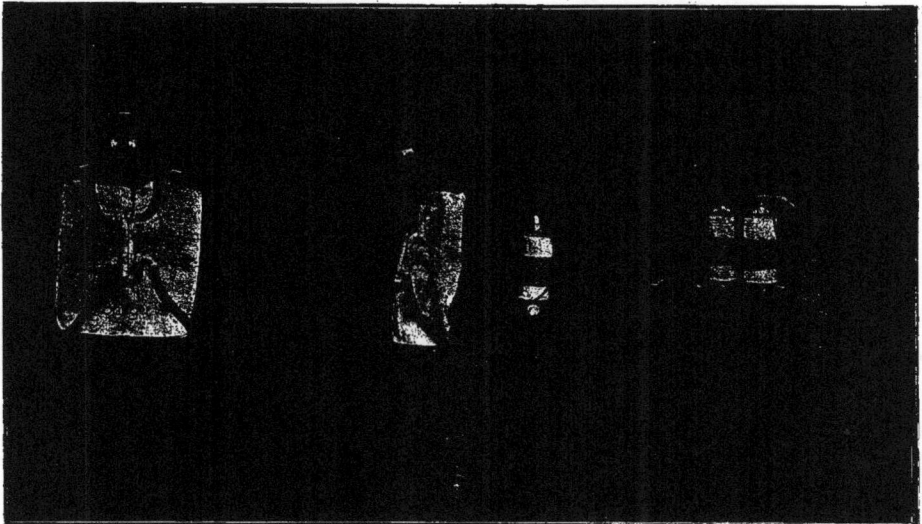

Fig. 13. — *Appareil Draeger à embouchure.*

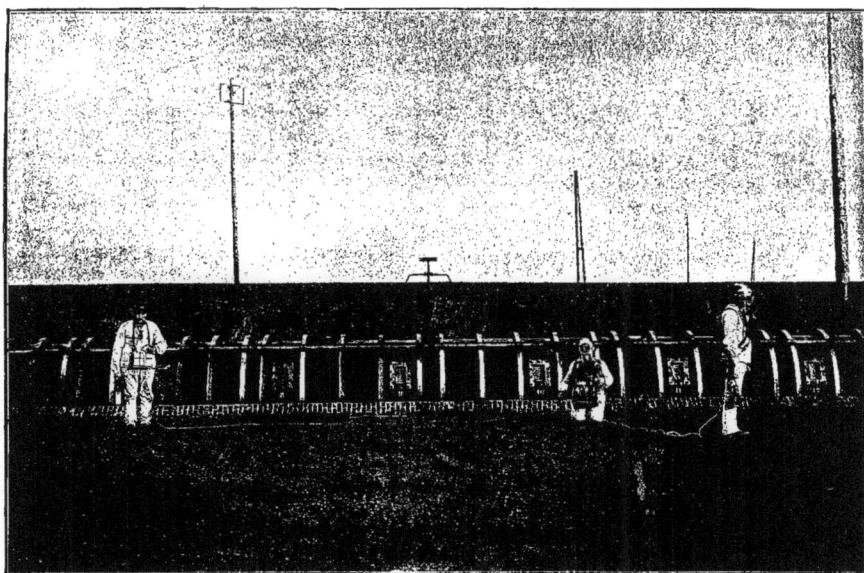

Fig. 14. — *Installation du téléphone portatif Draeger.*

non seulement la poche P mais aussi Q; il aspire ainsi de l'air renfermant une certaine proportion de CO_2, mais n'éprouve pas la sensation angoissante de vide qu'on ressent parfois avec des appareils respiratoires, quand on aspire et qu'on n'a pas assez d'air pour se remplir les poumons.

Les cartouches des appareils Draeger sont vendues toutes préparées : elles renferment des couches superposées de potasse caustique, maintenues par des filets métalliques et des tôles pleines présentant des ouvertures en chicane, de façon à obliger les gaz à lécher une grande surface de granules de potasse ; ces granules sont placés au-dessus d'une masse poreuse qui absorbe la potasse dès qu'elle devient liquide, après absorption d'eau ; les cartouches fraîches se reconnaissent facilement en ce que les granules de potasse produisent un certain bruit en se heurtant quand on agite les cartouches, tandis que, dans les cartouches usagées, la potasse se prend en une masse cohérente, qui ne fait plus de bruit du tout, quand on agite les cartouches.

Les gaz qui ont traversé les deux cartouches I et I' passent dans un réfrigérant M avant de revenir à l'injecteur F.

La tubulure portant une des poches P, Q est munie d'une soupape V par où s'échappe l'excès d'air qui pourrait s'emmagasiner dans ces sacs respiratoires.

Le casque Draeger est muni d'une fenêtre en mica protégée par un croisillon en fer ; il porte, à sa partie inférieure, un clapet S que l'on peut laisser ouvert aussi longtemps qu'on est dans une atmosphère respirable, de façon à ne commencer à consommer la provision d'oxygène qu'au moment d'entrer dans les gaz viciés.

Enfin une petite éponge T qu'on peut commander de l'extérieur permet de débarrasser la fenêtre de mica des buées qui pourraient la ternir.

L'embouchure Draeger ne présente rien de spécial ; le

pince-nez en cuir est muni d'un étrier à vis qui permet de boucher hermétiquement le nez sans qu'il soit nécessaire de s'introduire de la ouate dans les narines.

Le sauveteur n'a sur la poitrine que les deux sacs respiratoires P et Q; tous les autres organes sont portés sur le dos; des barres d'acier les protègent suffisamment contre les chocs.

Nous avons dit que les deux bonbonnes pouvaient être utilisées isolément. Il importe qu'une seule de ces bonbonnes soit ouverte, lors de la mise en service de l'appareil. Supposons celui-ci chargé d'oxygène à 120 atmosphères; le détendeur est réglé pour débiter deux litres à la minute. Dans ces conditions, la première bonbonne sera vide au bout d'une heure; le sujet s'en aperçoit immédiatement; il doit alors ouvrir la deuxième bonbonne et la refermer au bout de quelques instants; la pression s'est ainsi établie à 60 atmosphères dans les deux bonbonnes, et elles renferment chacune de l'oxygène pour une demi-heure; cette demi-heure écoulée, le sauveteur constate que la première bonbonne est vide, et la remplit en ouvrant la seconde pendant quelques instants seulement; la pression dans les deux bonbonnes est donc de 30 atmosphères et la première contient de l'oxygène pour un quart d'heure; et ainsi de suite. Le sujet est donc obligé de manœuvrer la soupape de la seconde bonbonne au bout d'une heure de service, puis, à des intervalles de plus en plus rapprochés; une demi-heure, quinze minutes, sept minutes et demie, etc. Il est ainsi averti par des signaux de plus en plus pressants, que son appareil se vide et qu'il est temps de revenir à l'air pur.

Le poids total de l'appareil à casque est d'environ 17 kilogrammes.

On peut, dans une certaine mesure, contrôler le travail fourni par les sauveteurs, lors des exercices; en effet, plus ils travaillent, plus la quantité d'anhydride carbonique qu'ils dégagent est grande et, par conséquent, plus les cartouches augmentent de poids (elles absorbent CO_2 et H_2O dégagés par les poumons). On a constaté des accroissements de poids de ces bonbonnes s'élevant à 250 et même 280 grammes, après un exercice de deux heures.

La firme Draeger, qui fabrique des lampes électriques portatives, a lancé, en 1908, un *dispositif d'éclairage* spécialement destiné aux casques respiratoires; une ampoule électrique peut être fixée au-dessus du casque; elle est munie d'un réflecteur et d'une lentille lançant les rayons lumineux dans une seule direction; elle est alimentée par une petite batterie d'accumulateurs placés sur la nuque. L'augmentation de poids du casque résultant de la présence de ces organes est de 1^k3; une ampoule de 1 1/2 bougie peut éclairer cinq heures et une ampoule de 3 bougies trois-heures; la durée de chargement de l'accumulateur est de huit à dix heures. Par cette disposition, le sauveteur conserve les mains libres; le jet de lumière est lancé sur les points vers lesquels il regarde.

Le deuxième appareil représenté à la figure 12 est muni de ce dispositif.

Un autre perfectionnement, très intéressant et datant également de 1908, consiste dans l'adjonction au casque d'un *téléphone* (voir figure 14); un microphone est placé au bas du casque et un cornet à l'oreille du sauveteur; ces organes sont reliés à un câble de 200 mètres ou plus, enroulé sur tambour, câble qu'on peut connecter à une série d'autres câbles aboutissant à un second microphone avec cornet, laissé avec la source du courant (3 à 4 piles sèches) dans l'atmosphère respirable. De cette façon, les sauveteurs peuvent rester en communication constante avec les personnes se trouvant à l'accrochage ou même à la surface, les mettre immédiatement au courant des résultats de leurs explorations, leur demander des instructions, des renseignements, du matériel ou même du secours. A la station de sauvetage établie à Bochum, on a ainsi des tambours sur lesquels sont enroulés 10,000 mètres de fils et qui sont à la disposition des mines affiliées qũi pourraient en avoir besoin.

d) Appareil Westfalia, type 1907. — La Société Westfalia a abandonné la construction des appareils Shamrock et a lancé, en 1907, un nouveau type représenté schématiquement au croquis 15 (voir aussi figures 16 et 17).

La disposition générale de l'appareil est la suivante: deux bonbonnes *A*, contenant ensemble deux litres d'air comprimé à 120 atmosphères, sont fermées par une soupape *B*. L'oxygène qui s'en échappe marque sa pression au manomètre *C* et passe au détendeur *D*, réglé pour débiter deux litres à la minute; l'appareil chargé à 120 atmosphères peut donc servir pendant deux heures à la respiration dans les gaz nocifs. Si le détendeur ne fonctionnait pas bien, l'oxygène s'échapperait dans l'atmosphère par la soupape de sûreté *E*; sinon, il arrive, par un orifice capillaire,

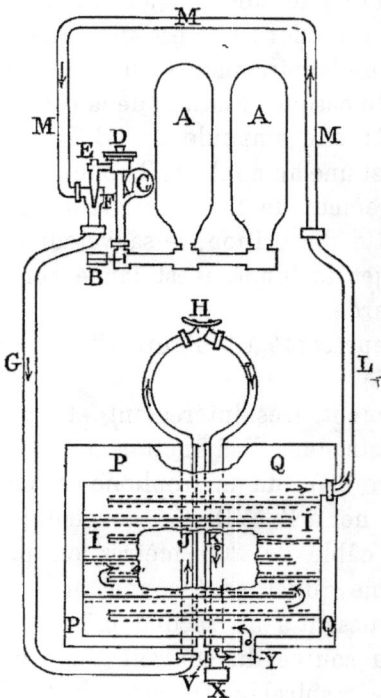

Fig 15.

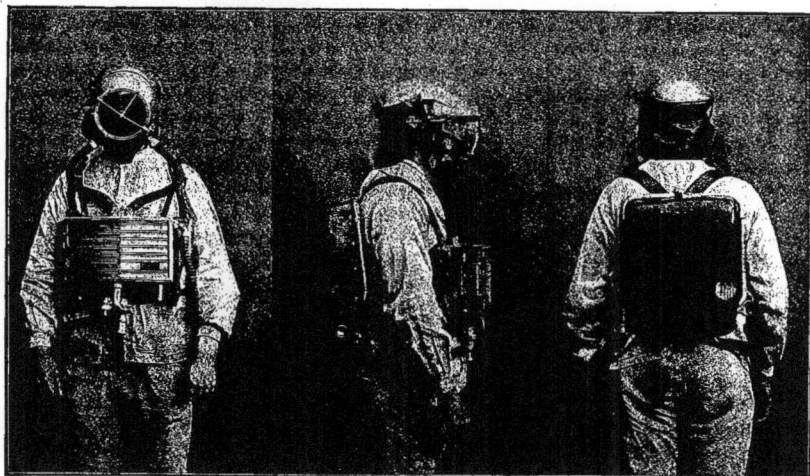

Fig. 16. — *Appareil Westphalia 1907, à casque.*

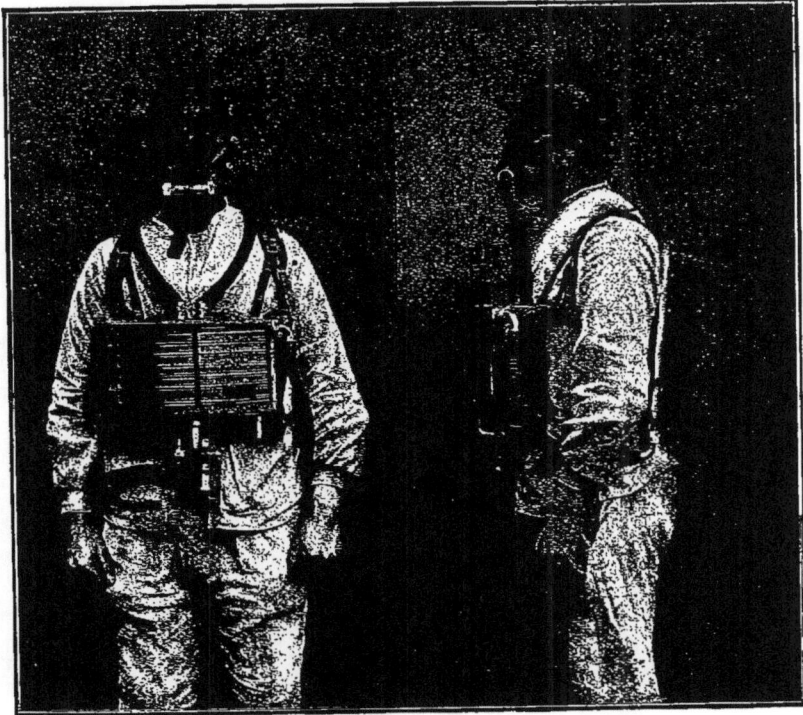

Fig. 17. — *Appareil Westfalia 1907 à embouchure.*

à un injecteur *F*, où il entraîne l'air régénéré venant du tube réfrigérant *M*. Le mélange se rend par le flexible *G* et un tuyau *J*, soit à une embouchure *H* ou à un casque spécial ; ce tuyau *J* traverse un sac *P* au passage duquel il est troué, de façon que le sac puisse servir de réservoir à air pur. Les produits de la respiration sortent du casque ou de l'embouchure par le tuyau *K*, qui est également perforé à la traversée d'un sac *Q* pouvant emmagasiner l'air impur ; ce tuyau se termine par un petit réservoir *X* où s'accumule la salive secrétée par le sujet ; il porte également une soupape de sûreté *V* par où s'échappe, éventuellement, l'excès des gaz contenus dans l'appareil en aval du détendeur ; il communique enfin par un tuyau coudé *Y* avec un régénérateur *I* placé sur la poitrine, devant les deux sacs *P* et *Q*. Ce *régénérateur* est constitué par une caisse métallique dans laquelle sont rangées des cloisons en chicane, le long desquelles les gaz respirés doivent serpenter ; ces cloisons sont formées de granules de potasse maintenus, par des toiles métalliques, de part et d'autre d'une matière absorbante (papier Joseph). Les gaz qui traversent ce régénérateur se débarrassent donc de leur humidité et de leur anhydride carbonique ; ils conviennent de nouveau pour la respiration ; ils se rendent, par le flexible *L* au tube réfrigérant *M* et de là à l'injecteur *F*.

Le régénérateur se vend, soit dans une enveloppe munie de manchons filetés, de façon qu'il puisse être fixé directement sur l'appareil, soit enfermé dans une caisse soudée, en fer blanc, d'où on le retire pour le placer dans une boîte métallique spéciale, à visser sur l'appareil.

Parfois, le Westfalia est muni d'un sifflet d'alarme qui fonctionne pendant quelques instants lorsque la pression dans les bonbonnes est réduite à 30 atmosphères et avertit ainsi le porteur qu'il est temps de songer à la retraite.

Les bonbonnes, manomètre, détendeur, injecteur sont

contenus dans un sac en cuir porté sur le dos et entouré du réfrigérant, tandis que le régénérateur et les sacs respiratoires se portent sur la poitrine.

L'appareil complet, avec casque, pèse environ 21 kilogrammes.

L'*embouchure* est divisée en deux compartiments qui doivent servir, l'un, à l'arrivée de l'air frais, l'autre, au retour des produits de la respiration. Le nez est bouché par des tampons d'ouate enduite de vaseline que l'on empêche de tomber au moyen de courroies fixées sur la tête du sujet; celui-ci se munit, le cas échéant, de lunettes à fumée.

Le *casque* est muni d'une fenêtre en verre épais, qu'on peut ouvrir facilement quand on est dans une atmosphère où l'on ne doit pas mettre l'appareil en œuvre; le centre de cette fenêtre est percé d'un trou par où passe une tige qu'on peut faire tourner de l'extérieur; elle porte, à l'intérieur, une plaque de caoutchouc au moyen de laquelle on peut enlever la buée déposée sur la vitre de la fenêtre, et se débarrasser de la sueur perlant sur le visage.

Un joint de caoutchouc plein, ayant 4 à 5 centimètres de largeur et muni d'un bourrelet plus épais sur tout son pourtour, est fixé par un bandage sur le bord du casque et est destiné à assurer l'étanchéité de ce dernier. Pour que ce joint s'applique bien sur le visage, il en est fabriqué trois types différents qui peuvent être fixés sur un modèle unique de casque.

L'arrivée de l'air dans le casque se trouve à la hauteur de la bouche et la sortie des produits de la respiration s'opère près du front; le courant d'air le long de la face a une direction générale ascendante, ce qui, d'après le fabricant, assure mieux la ventilation, empêche la réaspiration de l'air ayant servi et rafraîchit mieux la figure.

e) APPAREIL WESTFALIA, TYPE 1908, OU SÉCURITAS. — La Société Westfalia a de nouveau modifié le type de ses appareils respiratoires en 1908. Le nouveau modèle, qui est vendu, en Belgique et en France, sous le nom d'appareil Sécuritas, est représenté schématiquement à la figure 18 (voir aussi les figures 19 et 20).

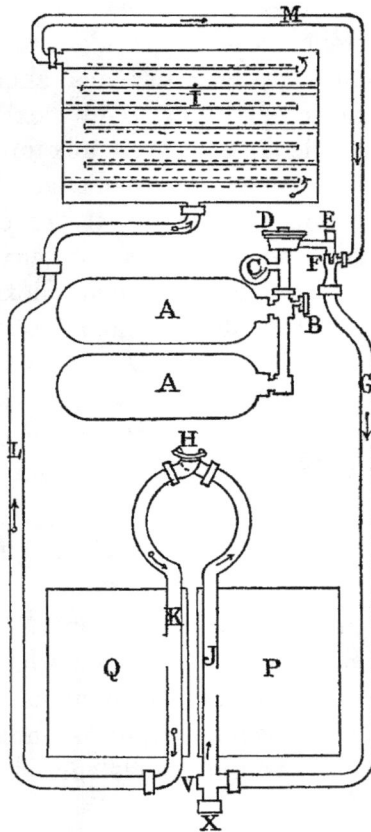

Fig. 18.

Les éléments de cet appareil sont les mêmes que ceux du Westfalia 1907, mais ils sont aménagés autrement et disposés de la même façon, à très peu de chose près, que ceux du Draeger.

Le sauveteur porte sur le dos les deux bonbonnes AA, leur soupape de fermeture B, le manomètre C, le détendeur D, la soupape de sûreté E, l'injecteur F, ainsi que le régénérateur I et le tube réfrigérant M qui entoure le régénérateur et le protège contre les coups; ces organes sont disposés de telle sorte qu'ils n'ont plus besoin de gaîne de cuir pour être à l'abri des chocs; quelques ferrures suffisent à les protéger. Deux flexibles, G et L, relient la partie dorsale de l'appareil aux organes qui se trouvent sur la poitrine et qui sont deux sacs P et Q destinés à l'emmagasinement de l'air pur et des produits de la respiration; ces sacs sont traversés par deux tuyaux J et K perforés, reliés d'une part aux deux flexibles G et L, d'autre part à deux autres flexibles aboutissant à l'embouchure H ou au casque Le tuyau J porte à son extrémité inférieure un petit réservoir X où peut s'accumuler la salive du sujet; il porte également une soupape V par où s'échapperaient, le cas échéant, les gaz en excès de l'appareil.

Le poids de l'appareil complet (type à casque) est d'environ 17 kil. 1/2.

En 1909, la Société Westfalia a adjoint à son appareil à casque un téléphone portatif analogue à celui du Draeger 1908 (voir p. 27). Elle dispose maintenant, à la partie inférieure du casque, une membrane résonnante, grâce à laquelle la portée de la voix du sauveteur est sensiblement augmentée.

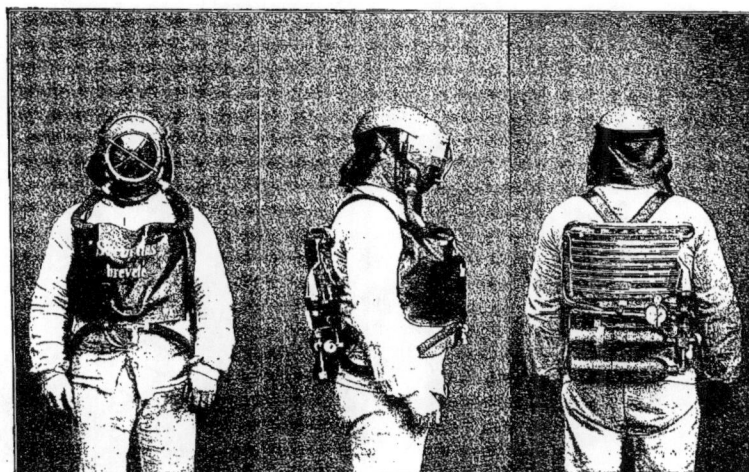

Fig. 19. — *Appareil Westfalia 1908 (ou Sécuritas) à casque.*

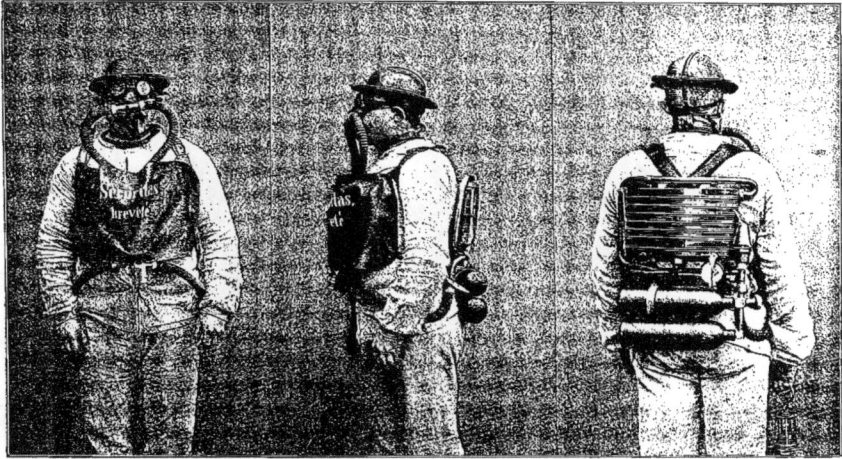

Fig. 20. — *Appareil Westphalia 1908 (ou Sécuritas) à embouchure.*

f) APPAREIL FLEUSS (1). — Cet appareil, qui est construit par MM. Siebe, German et C°, à Londres, est un des plus anciens qui aient été imaginés.

Le dernier modèle est représenté schématiquement au croquis, fig. 21.

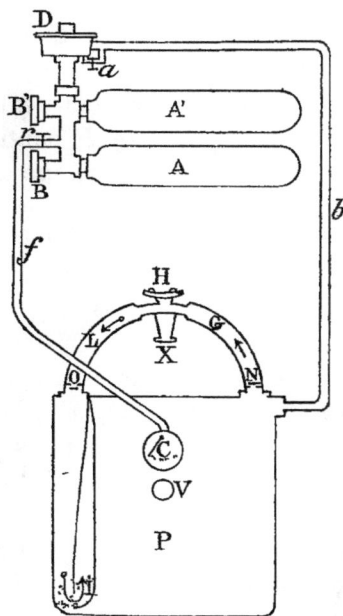

Fig. 21.

Deux bonbonnes *A A'* contiennent ensemble 2 litres d'oxygène comprimé à 120 atmosphères; elles sont fermées par des soupapes *B* et *B'*. L'oxygène qui s'en échappe marque sa pression à un manomètre *C* que le sujet tient sur la poitrine, et qui est relié à la partie dorsale de l'instrument

---

(1) Voir : *Transactions of the Institution of Mining Engineers*, 1908, t. XXXV, pp. 31 et 212; *Colliery Guardian*, 10 avril 1908; *Mines and Minerals*, janvier 1908.

par un flexible *f*, muni d'un robinet *r* et construit spécialement pour que la pression puisse s'y élever à 120 atmosphères. L'oxygène passe par un détendeur *D* réglé pour
débiter 2 litres à la minute ; cependant, un « by-pass » *a*
permet d'augmenter la venue d'oxygène en cas de besoin.
Ce gaz arrive par un flexible *b* dans un sac respiratoire *P*,
de là, se rend par un autre flexible *G* à un casque ou à
l'embouchure *H* munie d'un réservoir à salive *X*.

Les produits de la respiration retournent dans le sac par
le flexible *L*. Le sac respiratoire *P* contient, en *N* et *O*,
deux soupapes ne permettant le passage de l'air que dans
un sens, de façon à empêcher les produits de la respiration
de revenir directement au flexible d'aspiration *G* sans
avoir passé sur la matière régénératrice emmagasinée en *I*,
dans un compartiment spécial du sac *P* (voir fig. 21). Cette
matière régénératrice est constituée par de la soude caustique granulée, qui ne se carbonate que superficiellement,
de sorte que, quand le sujet se déplace, la couche carbo-
natée est désagrégée par le frottement des granules les uns
contre les autres, et une nouvelle couche de matière active
est ainsi mise à nu.

Le sac respiratoire *P* porte une soupape *V* par où peuvent
s'échapper les gaz en excès.

Cet appareil pèse environ 14 kilogrammes.

g) APPAREIL WEG (1). — Cet appareil a été imaginé par
M. W.-E. Garforth et est construit par la British Life-
Saving Apparatus Cᵒ, à Leeds (52, Brudenell Mount, Hyde
Park). Il est représenté schématiquement au croquis 22.

Deux bonbonnes *A* et *A'*, courbées de façon à épouser
la forme des hanches sont normalement fermées par les
soupapes *B* et *B'*; elles contiennent ensemble 1 1/4 litre

(1) Voir *Transactions of the Institution of Mining Engineers*, 1906, vol. XXXI.
p. 625, et 1908, vol. XXXV, p. 213.

d'oxygène à 120 atmosphères. Quand les soupapes sont ouvertes, la pression s'équilibre entre les deux bonbonnes par le petit tube de cuivre *t*, et se marque au manomètre *C*; l'oxygène s'écoule par les deux détendeurs en série *D* dont il a été parlé page 19 et se rend par le tuyau *b* au

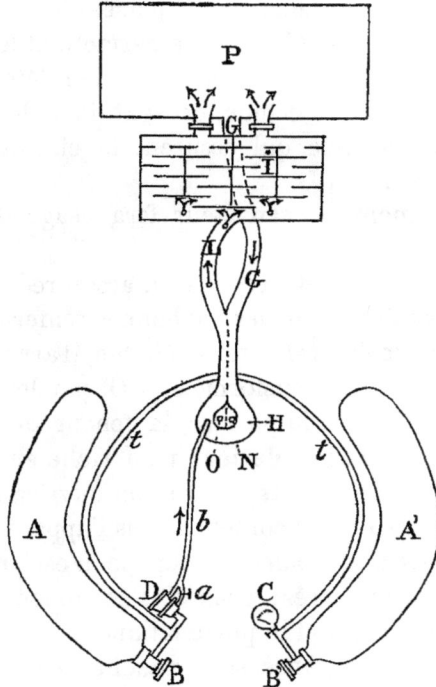

Fig. 22.

masque respiratoire *H*; ce dernier ne couvre que la bouche et le nez; il est fixé par courroies sur la tête et est muni d'un pneumatique destiné à assurer l'étanchéité. Comme il a été dit, le débit du détendeur est réglé par la profondeur de la respiration du sujet, et peut varier de 1/3 à 5/3 litre par minute. Un by-pass *a* permet d'ailleurs d'augmenter sensiblement ce débit en cas de besoin.

Les produits de la respiration sortent par le tube L qui passe au-dessus de la tête du sauveteur et se rendent par une partie flexible de ce tube dans le régénérateur I contenant de la potasse caustique ; puis ils arrivent purifiés dans le sac respiratoire P et retournent au masque par le tube G.

Des soupapes en mica sont placées dans le masque, contre les tubes L et G ; elles ne permettent le passage des gaz dans ces tubes que dans un sens bien déterminé ; étant donnée l'absence d'injecteur, ce sont donc les poumons et les soupapes en mica qui assurent la circulation des gaz dans l'appareil.

Eventuellement, le sauveteur fera usage de lunettes à fumée.

La consommation d'oxygène est assez réduite grâce au détendeur. Si l'oxygène des bonbonnes renferme de l'azote, même en proportion relativement faible, il arrive un moment où, l'oxygène étant transformé en CO_2 par les poumons, et ce CO_2 étant fixé par la potasse, la teneur de l'atmosphère du masque respiratoire devient trop riche en azote et trop pauvre en oxygène ; dans ce cas, on ouvrira le by-pass de façon à balayer les gaz contenus dans l'appareil et à réduire leur teneur en azote ; aucune soupape n'est prévue pour la sortie des gaz en excès ; ceux-ci s'échappent donc par le joint entre le visage et le pneumatique.

Les différents organes sont attachés à une veste qui en reporte le poids sur les épaules.

A cet appareil, qui pèse 14 kilogrammes environ, peut être joint un dispositif de téléphone portatif.

Nous ne citerons que pour mémoire le *Davidson Respirating Appliance for mines* (1) vendu par la « Life Saving Devices C° », Church street, 50, à New-York, sur lequel nous n'avons guère de renseignements et dont on ne signale d'ailleurs pas de particularité intéressante.

---

(1) *Mines and Minerals,* août et octobre 1908.

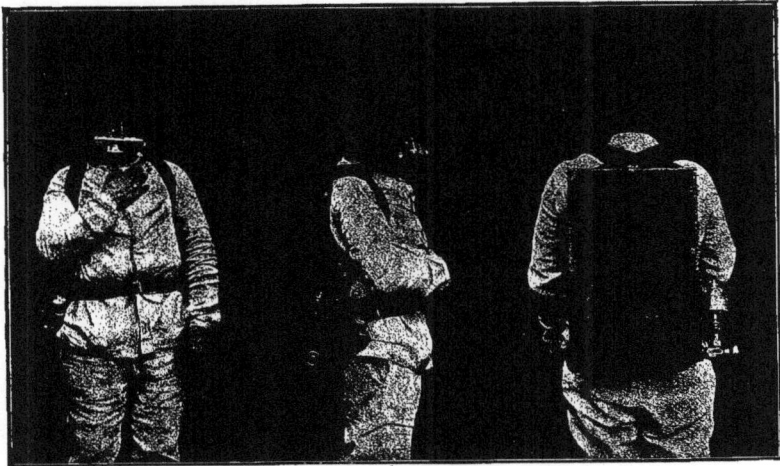

Fig. 23. — *Appareil Tissot, type 1907.*

h) APPAREIL TISSOT, TYPE 1907. — Cet appareil est construit par MM. H. Lapipe et Ch. Wittmann, fils, rue Oberkampf, 141 et 143, à Paris. Il est à respiration par le nez et est représenté schématiquement au croquis 24 (voir aussi la figure 23). Il comporte une seule bonbonne d'acier *A*, normalement fermée par une soupape *B* et contenant 2 litres d'oxygène comprimé à 120 atmosphères ou même à 150 atmosphères. L'oxygène marque sa pression à un manomètre *C*, puis traverse un détendeur *D* réglable à la main ; un des ressorts de cet organe peut être tendu plus ou moins fort au moyen d'une vis de réglage, de façon à faire varier le débit de 0 à 2 1/2 litres à la minute ; un second manomètre placé en *C'* fait connaître la pression en aval du détendeur, pression qui est fonction de la tension du ressort et dont dépend le débit de l'appareil ; ce manomètre *C'* est gradué de façon spéciale ; il porte cinq traits : le premier correspond à un débit nul ; le second, marqué « marche modérée », à un débit de $1^{lit}35$ à la minute ; le troisième, marqué « marche accélérée », à un débit de 1 1/2 litre ; le quatrième, marqué « travail », à un débit de 2 litres et le dernier, marqué « S », à un débit de $2^{lit}7$ à la minute. Le porteur peut donc modifier le réglage du

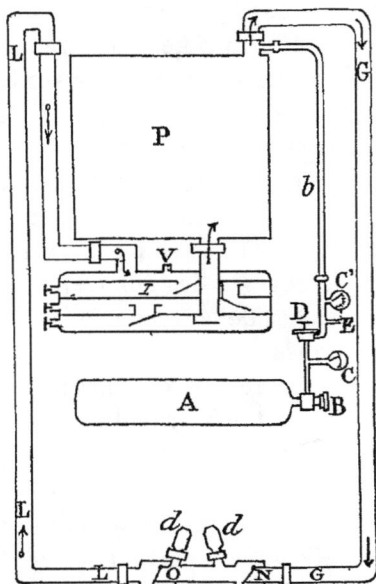

Fig 24.

détendeur suivant ses occupations ; il voit les indications des manomètres C et C', placés à son côté, et peut manœuvrer lui-même la soupape B et la vis de réglage du détendeur.

Une petite soupape de sûreté E laisserait échapper l'oxygène à l'air libre, si le détendeur ne fonctionnait pas convenablement.

Un petit tuyau en caoutchouc b conduit l'oxygène à une poche P en toile caoutchoutée souple ; un flexible G réunit cette poche à l'appareil nasal ; ce dernier qui s'ajuste sur la tête au moyen de courroies, porte deux embouts dd de dimensions appropriées aux narines du sujet; la circulation de l'air y est assurée par la présence de deux valves légères en laiton N et O qui ne s'ouvrent que dans un sens, sous l'action des poumons, et sont placées l'une sur le courant d'arrivée d'air pur, l'autre sur le courant des gaz respirés ; ces valves s'appliquent sur des sièges de largeur très faible et fonctionnent donc dans de bonnes conditions.

De l'appareil nasal, les gaz respirés se rendent par un flexible L à un régénérateur I à potasse en solution. Ce régénérateur est divisé en quatre compartiments, dans trois desquels on verse, en tout, 1,700 grammes de solution saturée d'un mélange d'hydrates de potassium et de sodium; les communications entre les divers compartiments sont établies de façon à empêcher les projections de potasse, quels que soient les mouvements donnés à l'appareil; la cloison supérieure a pour rôle d'empêcher les projections vers le flexible L.

En sortant du régénérateur, les gaz, débarrassés de leur anhydride carbonique, se rendent dans la poche P et de là retournent à l'appareil nasal par le flexible G, avec l'oxygène frais venant du détendeur.

Si l'appareil contenait des gaz en excès, la poche respiratoire P se gonflerait et appuyerait sur une planchette dont le déplacement, contrarié par l'action d'un

petit ressort, commanderait l'ouverture de la soupape
d'échappement *V*. Grâce à la disposition adoptée, cette
soupape s'ouvre sous une très faible surpression, de
manière à éviter toute gêne à l'expiration.

La bonbonne *A*, le régénérateur *I* et la poche *P* (avec
la planchette commandant la soupape *V*), sont enfermés
dans une caisse en bois portée sur le dos.

Le porteur tient entre les lèvres et les dents une plaque
métallique qui lui ferme la bouche ; il porte, le cas échéant,
des lunettes à fumée.

Les joints des différents éléments de l'appareil sont
spécialement étudiés en vue d'assurer l'étanchéité de
l'ensemble.

Le régénérateur est toujours chargé, de façon qu'en cas
d'alerte l'appareil puisse être mis en œuvre aussitôt. Bien
que cet organe soit étudié de façon à éviter les projections
de solution de potasse, le constructeur recommande aux
sauveteurs de tenir toujours la tête à un niveau supérieur
à celui du régénérateur et d'éviter de ramper sur le côté
gauche (côté du flexible *L*) ; de cette façon, on a la certitude que la potasse en solution ne viendra pas dans les
narines du sujet.

Le poids de l'appareil en ordre de marche est d'environ
14 kilogrammes.

i) Appareil Tissot, type 1909. — Au moment où cette
étude allait paraître, M. Tissot nous a fait savoir qu'il
venait d'apporter quelques modifications à son appareil.

C'est ainsi que le *mode de respiration* a été modifié.

Dans un premier dispositif (fig. 25 et 26, n° 1), le sujet
peut respirer, soit par le nez, au moyen d'embouts iden-
tiques à ceux qui ont été décrits plus haut, soit par la
bouche, grâce à une embouchure en caoutchouc mince,
placée en dérivation sur l'appareil nasal, soit par le nez et

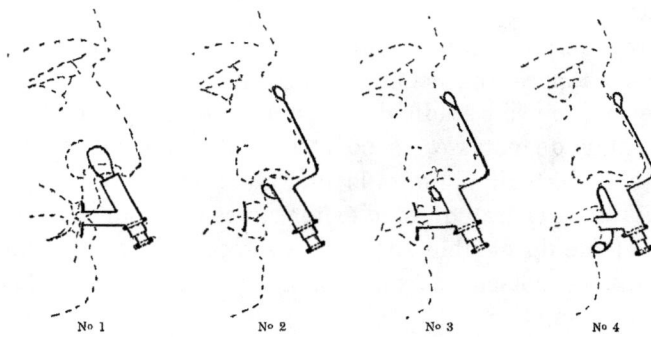

No 1   No 2   No 3   No 4

Fig. 25. — *Appareil Tissot, type 1909 : Embouts et masques.*

No 1

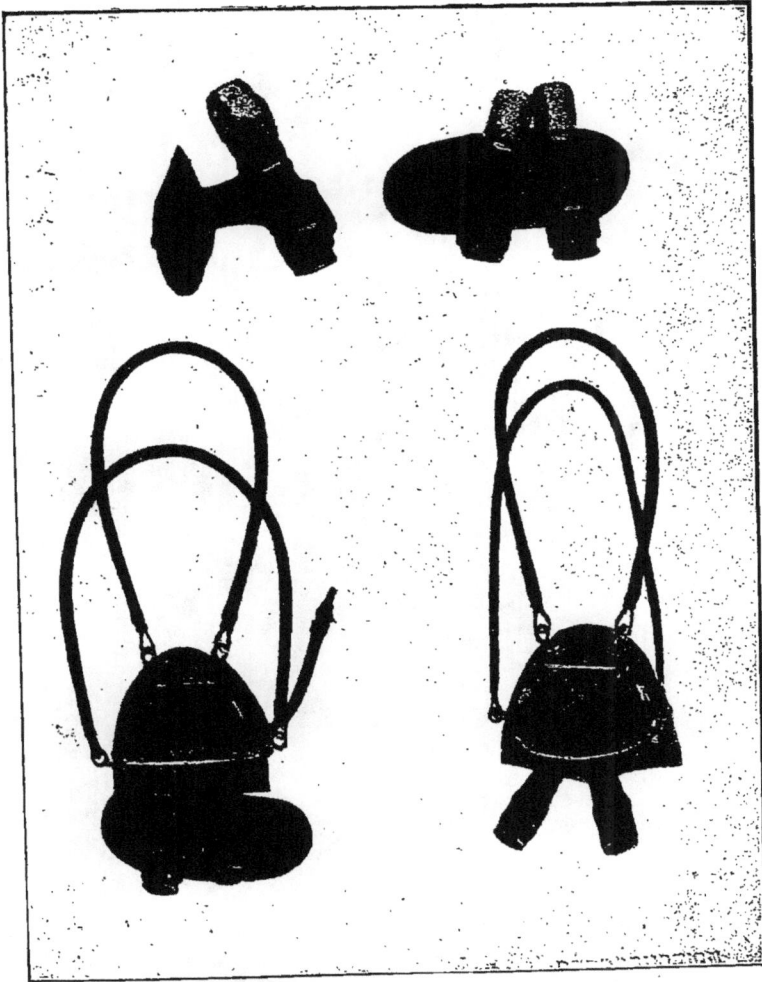

No 3   No 2

Fig. 26. — *Appareil Tissot.* — *Masques et embouts, types 1909.*

par la bouche. L'usage de l'appareil devient ainsi possible pour les personnes atteintes de coryza, et pour celles qui présentent une malformation du nez.

Dans un deuxième dispositif (fig. 25 et 26, n° 2), destiné aux personnes qui ne peuvent ou ne veulent pas mettre d'embouts dans les narines, la respiration se fait par le nez grâce à un très petit masque ne s'ajustant sur aucune partie poilue de la face; l'étanchéité du joint est assurée par pneumatique; le porteur tient un ferme-bouche entre les lèvres et les dents.

Dans une variante de ce dispositif (fig. 25 et 26, n° 3), une embouchure en caoutchouc communique avec l'appareil nasal; ce dernier masque, qui permet de respirer soit par la bouche, soit par le nez, serait plus spécialement destiné aux « escappés ».

Enfin, dans un quatrième dispositif (fig. 25, n° 4), non encore exécuté, le masque nasal sera complété par un masque buccal, laissant au porteur l'usage de la parole. Ce modèle serait utilisé surtout par les chefs d'équipe, ingénieurs, etc.

Les masques 1 à 3 sont tout-à-fait étanches, dit l'inventeur; le quatrième le sera aussi, sauf aux moments où le sujet parlera; l'étanchéité serait d'ailleurs encore suffisante alors.

M. Tissot a également muni ses appareils d'un *robinet de secours*, placé en aval du détendeur; ce robinet est normalement fermé; mais, si un détendeur cessait de fonctionner convenablement, on couplerait entre eux les robinets de secours de l'appareil défectueux, d'une part, et d'un appareil en bon état d'autre part; le détendeur de ce dernier appareil étant réglé pour donner le débit maximum, assurerait l'alimentation en oxygène des deux appareils, et permettrait aux deux sauveteurs de quitter la zone où l'atmosphère est irrespirable. Le couplage des deux robinets se fait par l'intermédiaire d'un tube flexible; une corde d'écartement, plus courte que le flexible, relie les deux hommes.

Dans un autre appareil, dit *auto-sauveteur*, le tuyau amenant l'oxygène débouche dans le tube expirateur. Si l'on rencontre un « escappé », on lui applique sur la figure le masque nº 4, muni de deux flexibles de secours; ceux-ci sont reliés aux deux orifices libres qu'on obtient en déboitant le raccord du tuyau à oxygène et du tube expirateur.

Le détendeur de l'appareil auto-sauveteur est alors réglé pour le débit maximum, et le sauveteur accompagné de « l'escappé » peut ainsi traverser une zone où l'atmosphère serait toxique. Cet appareil auto-sauveteur porte également un robinet de secours analogue à celui dont il vient d'être parlé.

V. — *Appareils à oxygène dégagé par réaction chimique.*

a) GÉNÉRALITÉS. — La complication, la délicatesse, le poids et l'encombrement des appareils à oxygène comprimé ont engagé les inventeurs à rechercher d'autres dispositifs, d'une construction plus simple. L'air liquide a fourni une solution du problème. Les appareils à oxygène dégagé par réaction chimique le résolvent de façon différente.

Le seul appareil qui ait eu un certain succès dans ce genre, est le pneumatogène, fabriqué par la firme Neupert, de Vienne, et imaginé par les docteurs Bamberger et Böck.

La matière dont on fait usage est le superoxyde de sodium et de potassium $KNaO^3$. L'action de la vapeur d'eau et de l'anhydride carbonique sur le sel est traduite par les équations chimiques ci-après :

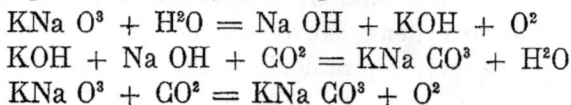

$$KNa\,O^3 + H^2O = Na\,OH + KOH + O^2$$
$$KOH + Na\,OH + CO^2 = KNa\,CO^3 + H^2O$$
$$KNa\,O^3 + CO^2 = KNa\,CO^3 + O^2$$

Il en résulte que, si l'on fait passer les produits de la respiration à travers une masse de KNa O^3, ils se débarrasseront de CO^2 et de H^2O, et se chargeront d'oxygène dégagé par le superoxyde.

b) PNEUMATOGÈNE II. — Cet appareil, représenté au croquis 27 et à la figure 28, a été imaginé par MM. les docteurs Bamberger et Böck, et est fabriqué par la maison Neupert de Vienne. Il comporte trois cartouches A_1 A_2 A_3 dont deux

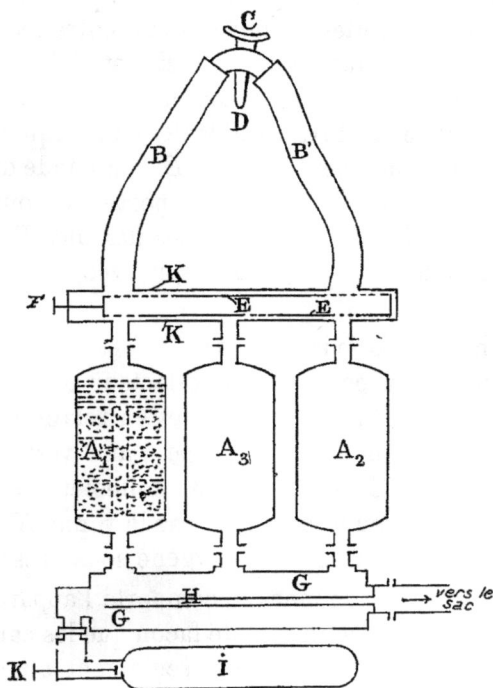

Fig. 27

sont normalement en service; la troisième A_3 est alors hors circuit, et ne sert que lors du retour. Ces cartouches sont remplies de KNa O^8 en granules de dimensions déterminées, placés sur trois tôles perforées, de façon à empêcher l'ensemble de s'agglutiner en masse ; le tout est surmonté d'une série de disques d'amiante avec trous en chicanes. Ces cartouches sont normalement fermées au moyen de petites plaques de plomb ; au moment de les mettre en œuvre, on enlève ces plaques au moyen d'un dispositif mécanique très simple ; les cartouches sont alors fixées comme l'indique la figure 27. Le sauveteur, qui a le nez hermétiquement fermé au moyen de tampons d'ouate vaselinée et de serre-nez et qui a, éventuellement, les yeux protégés par des lunettes à fumée, tient entre les dents et les lèvres, l'embouchure C ; celle-ci est solidaire d'un réservoir à salive D, et communique par deux tuyaux flexibles B et B', à un tuyau rigide K, dans lequel peut se déplacer longitudinalement un tube E commandé de l'extérieur par le bouton F. Ce tube E porte des ouvertures telles qu'on peut, à volonté, mettre les flexibles B et B', en communication soit avec A_1 et A_2, soit avec A_3 (cartouche de retour).

Les extrémités inférieures des cartouches A_1 A_2 A_3, sont en communication avec un tuyau collecteur G, dans lequel se trouve un mince tube H qu'on met en relation avec un sac constitué par la double enveloppe d'une veste spéciale que le sauveteur endosse. Ce canal collecteur G peut lui même être mis en communication, par la vanne K, avec un petit réservoir I contenant de l'oxygène sous pression.

Ceci posé, voyons comment se comporte l'appareil : normalement, le tuyau E est disposé de façon que les cartouches A_1 et A_2 soient en œuvre ; c'est seulement quand elles sont épuisées que le sujet agit sur le bouton F pour les mettre hors circuit et faire intervenir la cartouche dite « de retour » A_3. Le sauveteur, ayant l'embouchure C entre les lèvres et les dents, envoie dans l'appareil les gaz sortant de ses poumons ; le CO^2 et la vapeur d'eau de

ces gaz réagissent avec le $KNaO^3$ contenu dans les cartouches A_1 et A_2; ils se fixent et sont remplacés par de l'oxygène; ces gaz vont dans le tube G et de là, par le tuyau H, dans le sac porté sur le dos; les particules de potasse et de $KNaO^3$ qui pourraient être emportées par le courant d'air se déposent dans le tube G. A l'aspiration suivante, les gaz emmagasinés dans le sac retraversent la masse de $KNaO^3$; éventuellement les traces de CO^2 et de H^2O qu'ils contiennent encore sont fixés par le $KNaO^3$, de sorte que, abstraction faite du peu de CO^2 resté dans les espaces morts constitués par les tubes K, B et B', le sauveteur aspire de l'air pur. Les particules solides qui pourraient être entraînées lors de l'aspiration sont arrêtées par les disques d'amiante avec trous en chicane placés à la partie supérieure des cartouches.

Il faut un certain temps pour que la réaction s'amorce, c'est-à-dire pour que le $KNaO^3$ dégage de l'oxygène en fixant le CO^2 et la vapeur d'eau; il est donc bon de faire quelques inspirations dans l'air pur, en soufflant ensuite dans l'appareil l'air aspiré; ce n'est qu'au bout d'une ou deux minutes que les cartouches dégageront de l'oxygène en quantité normale. Le petit cylindre I, contenant 0.2 litre d'oxygène à 60 atmosphères peut d'ailleurs, le cas échéant, fournir l'oxygène nécessaire aux premières inspirations; on s'en servira donc lors de la mise en œuvre de l'appareil, si l'on pénètre soudain dans une atmosphère irrespirable; sinon, on conservera cette réserve pour le cas où, après un effort anormal, l'appareil ne dégagerait pas une quantité d'oxygène correspondant à celle dont on a besoin.

Cet appareil ne pèse que 7 kilogrammes (y compris la veste).

La température de l'air arrivant dans la bouche est d'environ 50 degrés centigrades. Cependant, comme il est à un haut degré de siccité, il évapore une quantité relati

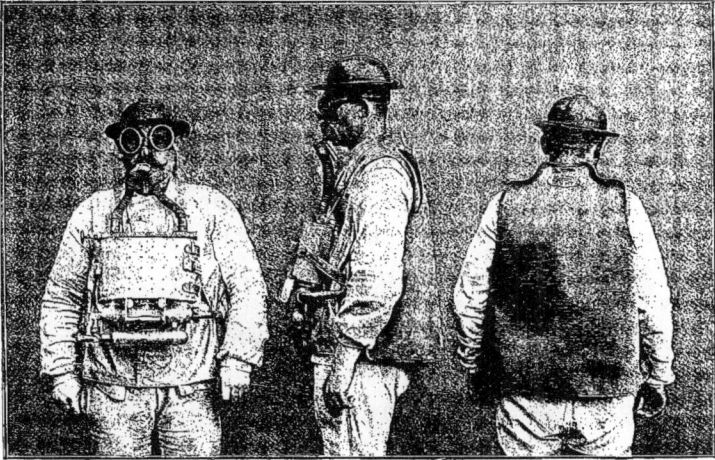

Fig. 28. — *Appareil pneumatogène II.*

vement grande de salive et se refroidit ainsi à un point tel
qu'on n'éprouve aucune sensation de chaleur dans la bouche, quand on emploie le pneumatogène.

La température des cartouches est beaucoup plus élevée ;
elle atteint 200 degrés au moins ; aussi est-on obligé d'en-
tourer ces cartouches d'une enveloppe calorifuge en toile
percée de trous, pour éviter que le porteur ne se brûle en
les touchant.

Un *nouveau modèle de pneumatogène* est annoncé (1) ;
les joints des cartouches, au lieu d'être en caoutchouc,
seront en asbeste. Une circulation d'air a été établie, au
moyen de soupapes qui fonctionnent sous l'action des
poumons ; un dispositif spécial empêche la salive de pénétrer dans les cartouches, qui se portent sur le dos et d'où
l'air arrive à l'embouchure par un tuyau réfrigérant assez
long. Les cartouches pourront être remplacées en cours de
travail, ce qui permettra de prolonger la durée d'utilisation
de l'appareil. Ces modifications très importantes que nous
n'avons pas encore eu l'occasion de soumettre à des essais,
feront perdre au pneumatogène les deux qualités qui le
rendaient si séduisant : la simplicité et la légèreté ; le nouveau type pèsera 16 kilogrammes environ.

c) PNEUMATOGÈNE I. — La maison Neupert vend également des appareils pneumatogènes ne comportant qu'une
seule cartouche reliée, d'une part, à un sac respiratoire et,
d'autre part, à une embouchure par l'intermédiaire d'un
flexible, auquel est attaché un pince-nez. Le tout est porté
sur la poitrine Cet appareil est normalement enfermé dans
une enveloppe imperméable ; les ouvriers, exposés aux dangers d'asphyxie, peuvent en être munis, ou en avoir à leur

----

(1) Voir *Oesterreichische Zeitschrift für Berg- und Hüttenwesen*, 1908, nᵒ 32 ;
Das Rettungswesen im modernen Bergbaubetriebe par le K. K. Bergrat Fr.
OKORN.

disposition près d'eux; en cas de besoin, ils retireraient les appareils de leur enveloppe, enlèveraient les plaques de plomb qui bouchent hermétiquement les cartouches. puis respireraient par l'embouchure, en ayant soin, si la chose est possible, de faire d'abord quelques inhalations à l'extérieur pour amorcer la réaction. Cet appareil permet de marcher à allure modérée pendant près de trois quarts d'heure.

d) APPAREIL MERRYMAN. — Au cours de son récent voyage aux Etats-Unis d'Amérique, M. l'Inspecteur général Watteyne a eu l'occasion d'essayer le « Merryman's Perfect Respirator », qui est rangé dans la classe des appareils à oxygène dégagé par réaction chimique; c'est le superoxyde de sodium qui est ici l'agent oxygéné.

Cet appareil ayant paru intéressant à M. l'Inspecteur général Watteyne, il en a fait expédier un exemplaire à Frameries; nous nous réservons d'en parler dès qu'il nous sera parvenu et que nous aurons pu l'essayer.

CHAPITRE II.

—

Stations de sauvetage dans les divers bassins miniers.

—

I. — ALLEMAGNE.

a) *Bassin de la Rhur.* — Nous choisissons comme type l'installation de l'Ecole des mines de Bochum (1), établie en 1905 et qui rappelle, mais complétée et agrandie, la première station (2) de l'espèce qui fut édifiée, quelques années auparavant, au siège Shamrock I et II, par M. Meyer et dont une reproduction figurait à l'Exposition de Liége.

La station de Bochum est représentée fig. 29, 30 et 31 ; elle consiste essentiellement en une chambre à fumées et une galerie d'observation. La chambre à fumées est constituée de deux galeries inférieures contiguës a et b, de dimensions moyennes, $1^m50 \times 2$ mètres, et d'une galerie supérieure c, de plus faible hauteur, $0^m80 \times 1^m75$.

D'une part, une cheminée verticale d munie d'échelles, d'autre part, une galerie inclinée e, simulant un tronçon de taille et ayant une section restreinte : 0.60×0.60, relient la galerie supérieure à celle du bas.

Un foyer, alimenté de l'extérieur, est établi en f. La chambre est munie d'une ligne de canars g, d'une conduite h pouvant amener de l'air comprimé et de l'eau sous pression, pour l'arrosage. Un dynamomètre dont le poids est 21 kilogrammes se trouve en i.

---

(1) *Gluckauf*, no 21, 1906.
(2)   Id.   nos 36 et 37, 1904.

La chambre d'observation *k* est contiguë à la galerie *b* ; elle permet de suivre ce qui se passe dans celle-ci, mais le champ d'investigation est limité à cette seule galerie.

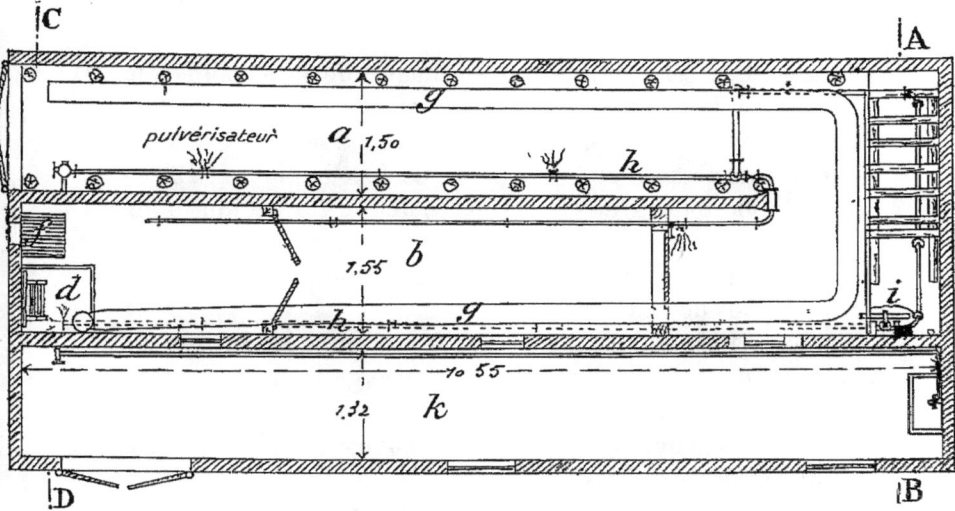

Fig. 29. — Plan de la salle d'exercice

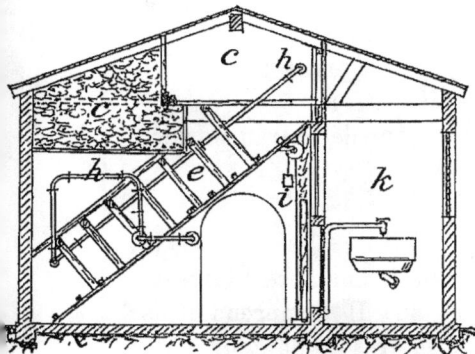

Fig 30. — Coupe *A-B*.

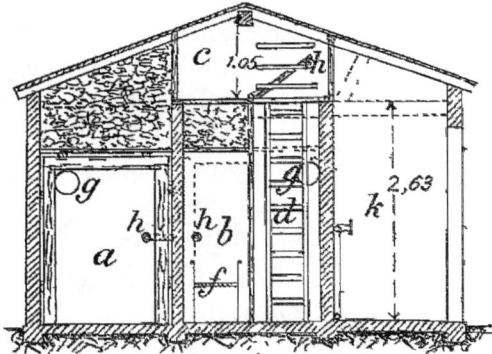

Fig. 31. — Coupé *C-D*.

Le développement en longueur des voies de circulation de la chambre à fumées est de 38 mètres.

Le volume de celle-ci est de 80 mètres cubes.

L'encombrement du bâtiment : 11 mètres de longueur, 5 mètres de largeur, 3^{m}75 de hauteur.

b) *Bassin houiller de la Wurm et de l'Inde* (*Aix-la-Chapelle*). — Il possède une station centrale édifiée en 1907 (1) et que nous avons eu l'occasion de visiter peu de temps après sa mise en usage.

Bien que cette station soit aménagée de la même façon que celle de Bochum, nous croyons utile d'en donner une description succincte, parce qu'elle est appelée à desservir un bassin d'une certaine importance (production en 1907: 2,227,000 tonnes) et surtout parce que, d'édification toute récente, elle peut être considérée comme un type représentant les derniers perfectionnements de cette catégorie de stations de sauvetage.

Cette installation a été établie au puits Maria, qui se trouve dans la région des charbons gras et à longues flammes. L'exploitation de ceux-ci est considérée, à juste titre, comme offrant plus de dangers que celle des charbons maigres du Sud-Ouest du bassin.

Cette station comprend (fig. 32, 33, 34 et 35) :

1° Une vaste salle *A* (fig. 32) pour le nettoyage, la réparation et le dépôt des appareils respiratoires ;

2° Une chambre d'exercice, à deux étages, *B* ;

3° Une salle de bains, avec vestiaire, *C* ;

4° Une remise *D* pour la voiture appelée à transporter, le cas échéant, l'équipe de sauvetage ;

5° Un bureau *E* ;

6° Un dispensaire *F*.

Le circuit des galeries, constituant la chambre à fumées, est représenté figures 33, 34 et 35. Il comprend trois galeries inférieures, *a*, *b*, *c*, de 2 mètres de hauteur et de 1ᵐ40 de largeur, et trois galeries supérieures *d*, *e*, *f*, de 1 mètre de hauteur seulement.

Ces dernières sont mises en communication avec les

_____

(1) *Gluckauf*, nᵒ 46, 1907.

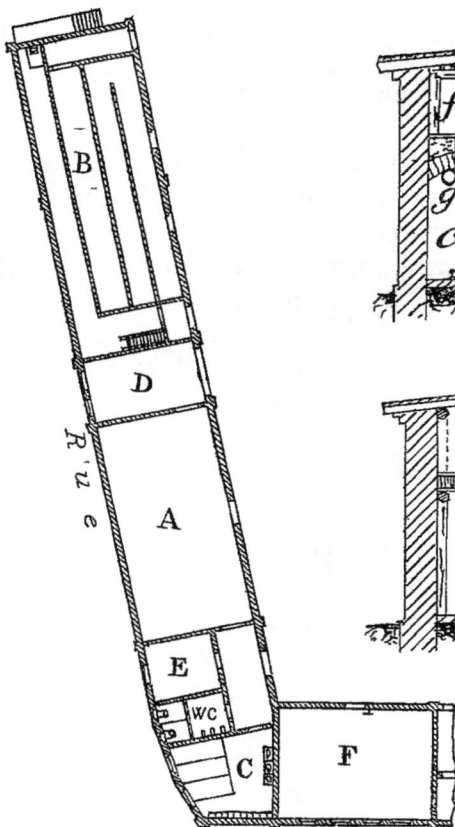

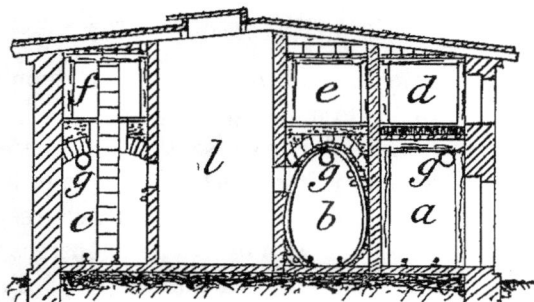

Fig. 33 — Coupe *A-B*.

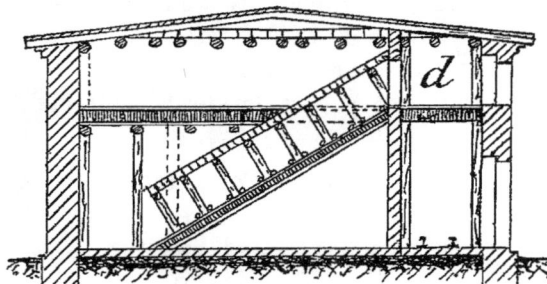

Fig. 34. — Coupe *C-D*.

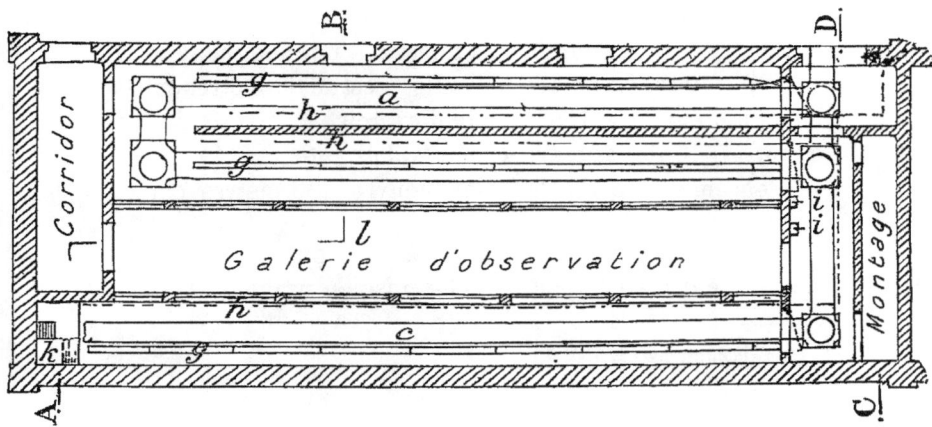

Fig 32.

Fig 35. — Plan de la salle d'exercice

galeries inférieures par un montage et une cheminée verticale munie d'échelles.

Les galeries présentent les différents dispositifs de revêtement usités couramment dans les travaux souterrains : maçonneries, cadres en fer, cadres en bois.

Les galeries du rez-de-chaussée sont munies d'une voie ferrée, de lignes de canars g, d'une conduite d'eau h ; un tronçon est aménagé de façon à présenter à la circulation les difficultés d'une galerie éboulée. Deux dynamomètres d'un poids de 25 kilogrammes, avec appareil enregistreur sont installés en i.

Des portes de sûreté sont placées en différents points.

Le foyer se trouve en k.

La galerie d'observation, en l, donne vue sur deux des galeries inférieures.

L'armement de la station comprenait, lors de notre visite, six Draeger et six Westfalia, partie à casque, partie à embouchure, plus deux appareils à vent soufflé, un König et un Westfalia.

A la question de savoir s'ils donnaient la préférence aux appareils à casque ou à embouchure, les sauveteurs que nous avons interrogés n'ont pas donné de réponse formelle. Ils ne paraissent pas attacher une supériorité marquée à l'un ou l'autre dispositif, ni à l'un ou l'autre fabricant.

Les voies de la chambre à fumées ont une longueur totale de 120 mètres. Le volume de celle-ci est de 80 mètres cubes ; l'encombrement du bâtiment d'exercice : 20^m76 de longueur, 7^m76 de largeur, 4 mètres de hauteur.

L'ensemble de l'installation couvre 450 mètres carrés.

c) *Bassin de la Haute Silésie.* — Nous y trouvons la station centrale de Beuthen (1), mise en usage en 1907 et

(1) *Gluckauf*, n° 23, 1908.

qui a beaucoup de points d'analogie avec la station de Frameries.

Elle n'a pas, en effet, pour but d'assurer le sauvetage dans un groupement de mines déterminé, mais bien d'essayer les appareils nouveaux, ainsi que les divers dispositifs proposés pour la prévention des accidents; un laboratoire pour l'analyse des gaz y est annexé.

Les équipes, dépendant de la station, sont appelées, en cas d'accident important, à coopérer au sauvetage concurremment avec les groupes locaux de sauveteurs.

Enfin, des conférences sur l'organisation du sauvetage et sur les appareils employés dans ce but y sont données périodiquement.

L'installation comprend deux bâtiments. Le premier, qui couvre 300 mètres carrés (fig. 36), comprend diverses salles pour le personnel, une chambre pour le dépôt des appareils, un petit atelier de réparations, une salle de laboratoire.

Le second contient la chambre d'exercice; l'aménagement de celle-ci se caractérise par une salle centrale d'observation, donnant vue sur l'ensemble de la chambre à fumées et par l'amplitude des galeries de celles-ci; elles ont 2^m50 à 2^m70 de hauteur et ont ainsi une section en concordance avec la puissance des couches du bassin.

Comme le représentent les figures 37 à 41, les galeries d'exercice entourent la salle d'observation sur trois côtés au rez-de-chaussée, sur toute la périphérie à l'étage.

Une voie ferrée a y est disposée, laquelle se continue en b en plan incliné. A la tête de celui-ci, en c, est placé un cabestan, au moyen duquel les ouvriers font mouvoir un wagonnet d sur le plan.

Une voie inclinée e, munie d'un escalier, et une cheminée f, avec échelles, complètent les communications entre le rez-de-chaussée et l'étage. En g, la galerie inférieure est rétrécie, en un point, à 0^m80 de hauteur. Trois foyers, avec alimentation extérieure, destinés à produire les gaz irrespirables, sont disposés en *h*.

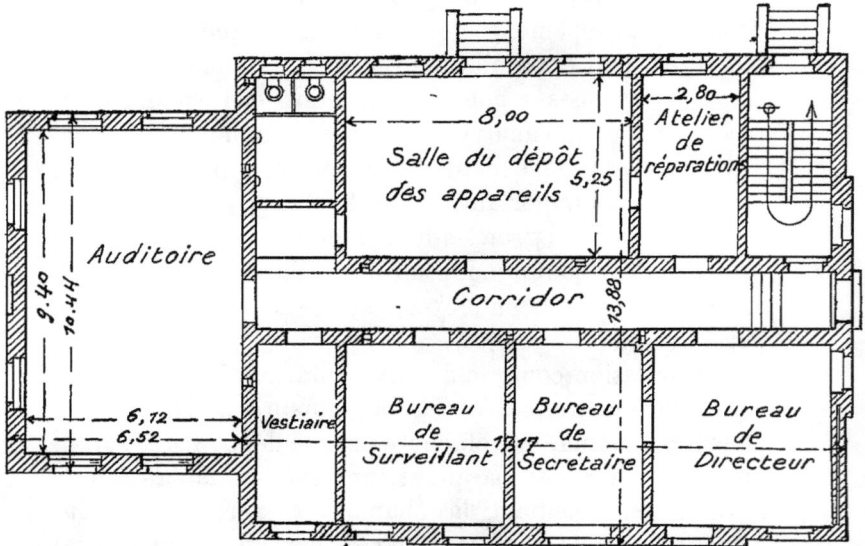

Fig. 36. — Plan.

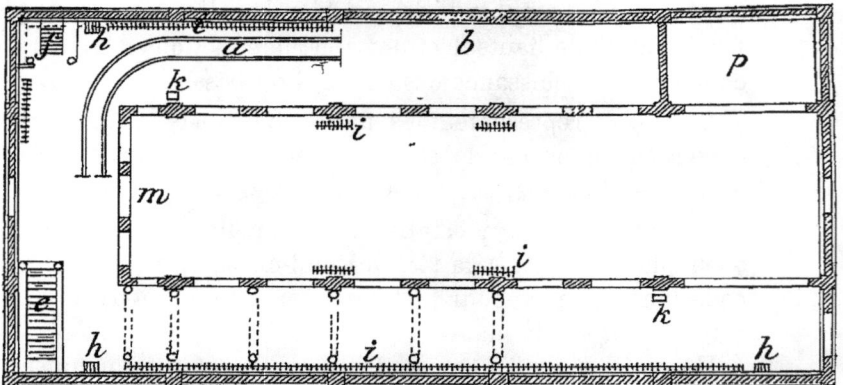

Fig. 37. — Rez-de-chaussée.

Des tuyaux à ailettes avec circulation de vapeur se trouvent en *i* et permettent de porter la température de la salle à fumées à 40 degrés. Deux dynamomètres, d'un poids de 25 kilogrammes, avec compteur de coups, sont placés en *k*.

Diverses portes d'évacuation *m* existent aussi bien au

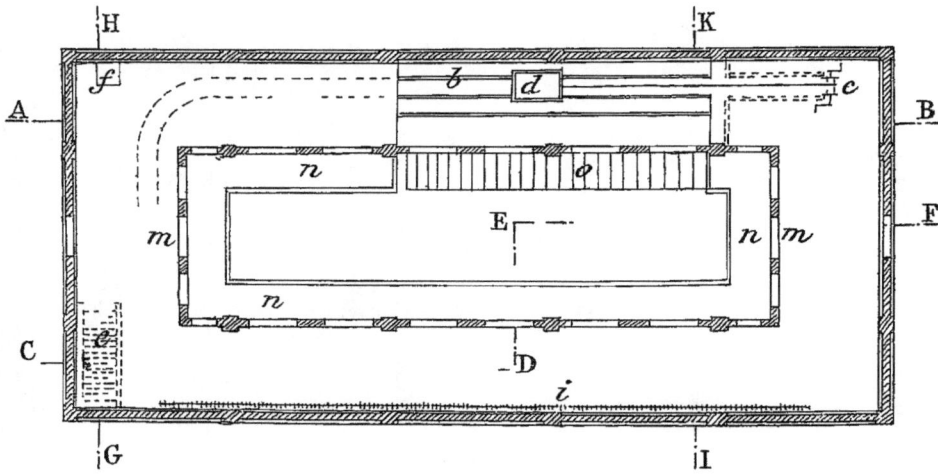

Fig. 38. — Etage.

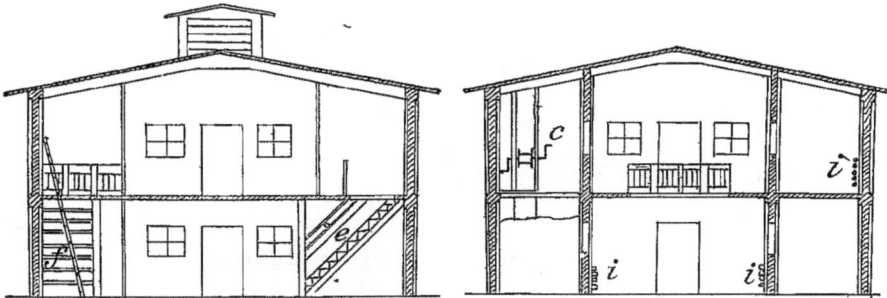

Coupe par *G-H*.   Fig 39   Coupe par *I-K*

rez-de-chaussée qu'à l'étage. Un balcon *n* est aménagé tout autour de la salle d'observation, à la hauteur de l'étage, et permet de voir ce qui se passe dans la partie correspondante de la chambre à fumées; on y monte par l'escalier *o*.

Enfin, un lavabo à huit cuvettes à eau chaude ou froide est installé en *p*.

La station possède dix Draeger à casques, deux Draeger à embouchure, un appareil König avec 40 mètres de tuyaux, un Westfalia, type 1907, un Pneumatogène, un Aérolith.

Fig. 40. — Coupe par *A-B*.

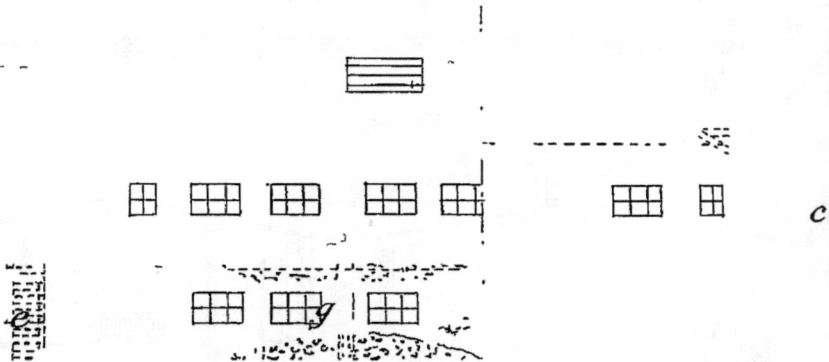

Fig. 41 — Coupe par *C-D-E-F*.

La longueur totale des galeries d'exercice est d'environ 83 mètres, le volume de la chambre à fumées est de 575 mètres cubes, l'encombrement du bâtiment de 20^{m}30 de longueur, sur 7^{m}75 de largueur et 5^{m}30 de hauteur.

d) *Bassin de Saarbrücken*. — Dans ce bassin, tout au moins jusqu'en 1907, époque à laquelle nous avons eu l'occasion de voir une installation de ce genre, à Camphaι sen (1), les chambres à fumées en usage consistaient e une simple galerie, creusée dans un terril ou à flanc d côteau dans la montagne.

Une porte ferme l'entrée de la galerie, qui est dépourvu de regards ; un foyer sert à produire les fumées.

Le projet d'une centrale importante de sauvetage était l'étude lors de notre passage dans ce bassin.

e) *Saxe.* — A Oelnitz, on utilise comme chambre fumées une galerie analogue. Nous nous contenterons reproduire (fig. 42) le croquis de cette installation soι maire (2), où le tracé en pointillés représente une extensio projetée.

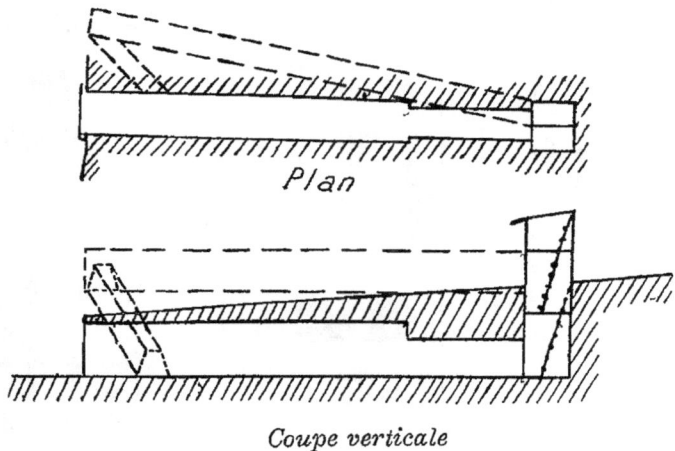

Coupe verticale

Fig. 42.

II. — AUTRICHE.

Bassin de Mährisch-Ostrau. — La Société des charbo nages de Witkowitz vient d'édifier, tout récemment, u

---

(1) *Annales des Mines de Belgique*, tome XII, 1907.

(2) Rapport sur le Congrès international des appareils de sauvetage, à Fra foιt, en 1908, pp. 75 et suivantes.

station de sauvetage (1) dont nous dirons également quelques mots.

Un premier bâtiment comprend au rez - de - chaussée (fig. 43) :

en *a*, le dépôt des appareils respiratoires ;

b, les fours et appareils de distillation, annexes d'un laboratoire installé au premier étage ;

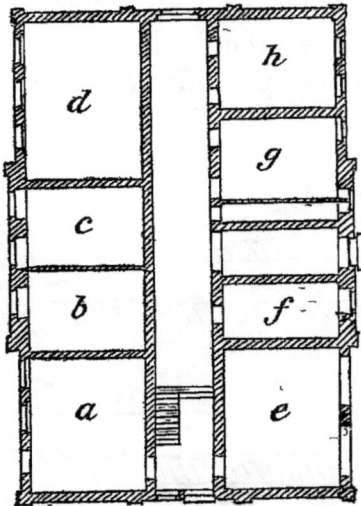

Fig. 43. — Dépôt des appareils
et installations diverses

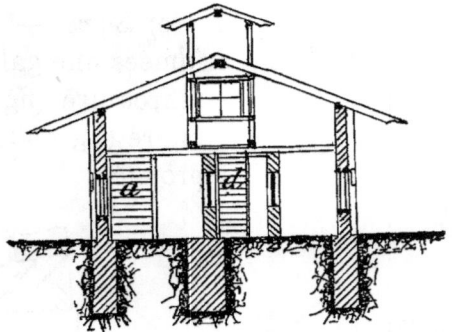

Fig. 44. — Coupe à travers la salle d'exercice

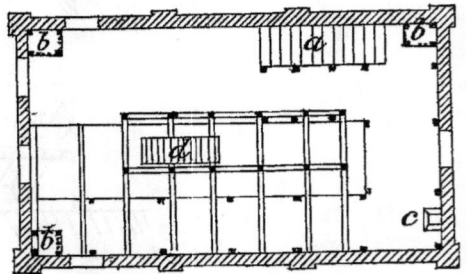

Fig. 45. — Plan de la salle d'exercice.

c, un broyeur à charbon ;

d, l'installation à air liquide et à oxygène ;

e, la remise de la voiture de sauvetage, laquelle est

(1) *Oesterreichische Zeitschrift für Berg- und Hüttenwesen*, n° 39, 1908

toujours en état de marche et contient dix appareils
Aérolith avec masques, les lampes électriques, un
appareil du Docteur Brat et une provision de 60 litres
d'air liquide, répartie en douze récipients;

f, l'atelier de réparation ;

g, le laboratoire ;

h, une fabrication d'eau gazeuse et de limonade pour
les ouvriers.

Un laboratoire de chimie et de microscopie est installé
dans la salle du premier étage. Il possède notamment un
appareil de Schondorf pour l'essai des lampes de mines.

La salle d'exercice (fig. 44 et 45) est aménagée dans un
second bâtiment, voisin du premier. On y retrouve, à une
moindre échelle, la disposition générale de la station de
Beuthen : salle d'observation centrale, à double étage,
entourée des galeries de la chambre à fumées. Ces galeries
ont 2ᵐ50 de hauteur sur 2ᵐ50 et 1ᵐ60 de largeur au rez-de-
chaussée. Celles de l'étage ont une hauteur un peu moindre,
1ᵐ70 en moyenne.

Les deux étages de la chambre d'exercice sont en relation
par une voie montante *a* et trois cheminées verticales *b.* Un
foyer pour produire les gaz irrespirables, et notamment
pour brûler le soufre, est établi en *c.* Un escalier *d* donne
accès à l'étage supérieur de la chambre d'observation.

Le développement des galeries de la chambre à fumées
est de 60 mètres, leur capacité de 258 mètres cubes. Le
bâtiment couvre une surface de 12ᵐ20 sur 7ᵐ20.

III. — Russie.

Bassin du Donetz. — A la suite du règlement
imposant la création d'une équipe de sauvetage dans
les houillères et mines métalliques, l'Association des pro-
priétaires des mines de houille du Sud de la Russie décida
de profiter de la latitude laissée aux exploitants de se

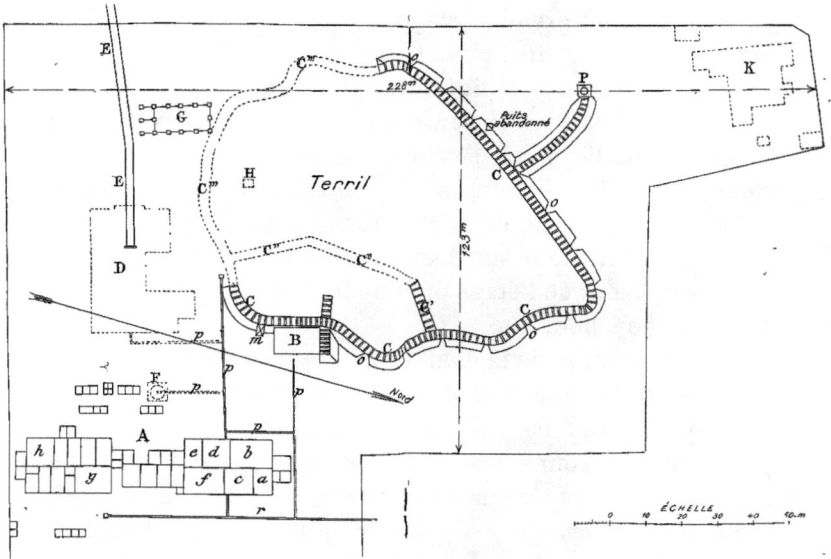

Fig. 46. — Plan d'ensemble de la Station de Makéevka

grouper, pour établir une station centrale (1). A cette fin,
elle vota un crédit de 50,000 roubles.

Le nombre d'appareils, imposés par le règlement, s'élevait, pour le bassin, à 1,066 au cas où chaque mine se

Fig. 47. — Plan de la salle d'observation et de ses annexes.

Fig. 48. — Coupe par la galerie d'exercice.

serait équipée isolément; par contre, par l'affiliation générale à une station centrale, le nombre en était réduit à 400.

La station a été mise en usage en novembre 1907, mais

(1) *Glückauf*, no 42, 1907.

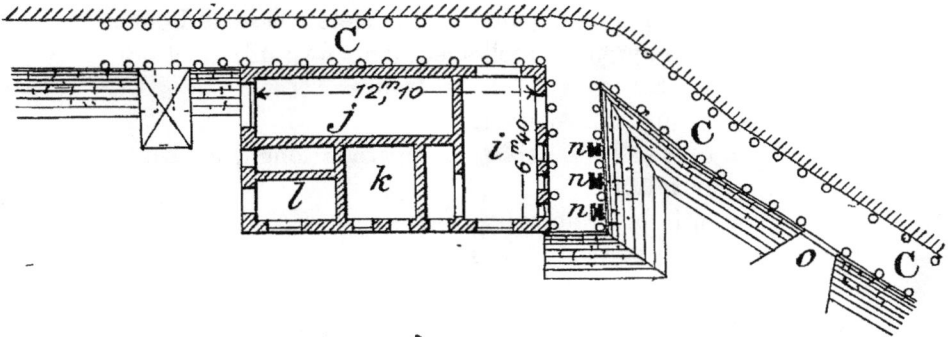

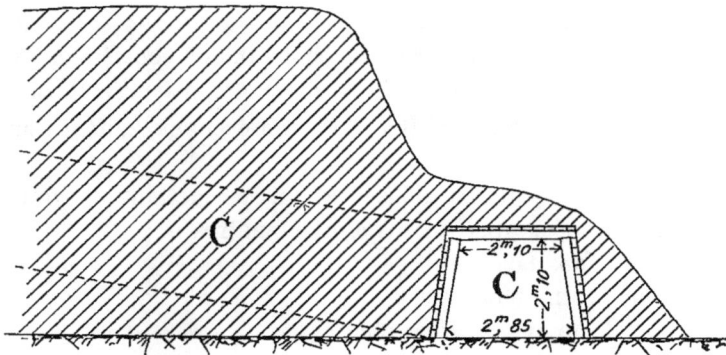

n'est pas complètement terminée. Nous devons les renseignements qui suivent à l'obligeance de M. Potier, Directeur général de la Société métallurgique Russo-Belge, que nous nous plaisons à remercier ici.

Cette station est installée à Makéevka, dans les dépendances d'un ancien puits de la Société Russe du Donetz.

Elle comprend actuellement (voir fig : 46, 47 et 48) :

1° Un bâtiment A où l'on trouve :

en a, une salle d'attente ;

en b, la salle de dépôt des appareils (longueur 12 mètres, largeur 7^{m}50) ;

en c, le laboratoire ;

en d, le bureau du directeur ;

en e, l'atelier de réparations ;

en f, la remise à voitures ;

en g, l'écurie ;

en h, le réfectoire des apprentis sauveteurs, qui sont hébergés à la station.

Les autres chambres de ce bâtiment sont affectées au logement des employés (instructeurs, ajusteurs, etc.).

2° Un bâtiment B (fig. 47), comprenant l'aménagement suivant :

en i, le local d'observation, permettant de voir les ouvriers s'exercer à trois dynamomètres n ;

en j, des lavabos ;

en k, une buanderie ;

en l, le dispositif de chauffage.

3° Une chambre à fumées d'un genre spécial. Elle consiste en une galerie boisée C, établie sur tout le pourtour d'un vieux terril et recouverte d'une couche de remblais, ainsi que le montrent les figures 46 et 48. De cette galerie part une voie montante C', à 10° d'inclinaison, creusée à l'intérieur du terril, et qui sera prolongée suivant C'' de façon à rejoindre la première.

La galerie a actuellement 256 mètres de longueur; elle sera continuée suivant le tracé C''' par les apprentis sauveteurs, jusqu'à ce qu'elle arrive à circonscrire l'entièreté du terril; elle atteindra alors une longueur totale de 341 mètres. Sa hauteur varie de 1^m40 à 2^m13, et sa largeur de 2^m10 à 2^m85.

La chambre à fumées, quand elle sera terminée, aura donc un volume d'environ 1700 mètres cubes. Elle contient une voie ferrée sur laquelle peuvent circuler les chariots de mines. Dans une galerie secondaire se trouvent les trois dynamomètres n dont il a été parlé plus haut.

Près du bâtiment B, un fourneau spécial m, dont le carneau est relié à la chambre à fumées a été édifié; il permet de créer des atmosphères irrespirables dans toute la galerie, le tirage étant assuré par la cheminée d'une ancienne batterie de chaudières, cheminée qui se trouve en P, du côté du terril opposé à celui où est établi le fourneau m.

La chambre à fumées est munie de portes o donnant sur l'extérieur et distantes de 10^m67 l'une de l'autre; elles peuvent servir à un prompt assainissement de la galerie, ainsi qu'à la sortie rapide des ouvriers, en cas de nécessité. Un réseau de conduite p amène l'eau aux différents points d'utilisation.

L'armement de la station comprend : 15 appareils Draeger, 3 Westfalia, 4 Pneumatogènes, 1 Tissot, 1 Aérolith, 4 appareils à vent soufflé (König, Westfalia, Ganzeiskoe et Simplex); 100 mètres de canars en toile, un ventilateur électrique, 2 ventilateurs à bras, un téléphone portatif; un appareil Westfalia permettant l'établissement d'un barrage provisoire en cas d'incendie souterrain, 6 appareils à inhalation d'oxygène (Brat, Vita etc.), une pompe Draeger et une étoile de transvasement; 34 bonbonnes à oxygène d'une capacité de 3,600 à 6,500 litres,

40 lampes à incandescence avec installation de chargement, des civières et des toiles métalliques pour le transport des blessés ; un camion pour le transport des appareils, 2 voitures et 2 traineaux pour les sauveteurs.

On est occupé à construire un nouveau bâtiment *D* (fig. 46 et 49) où seront établis les services du sauvetage ; il comprendra :

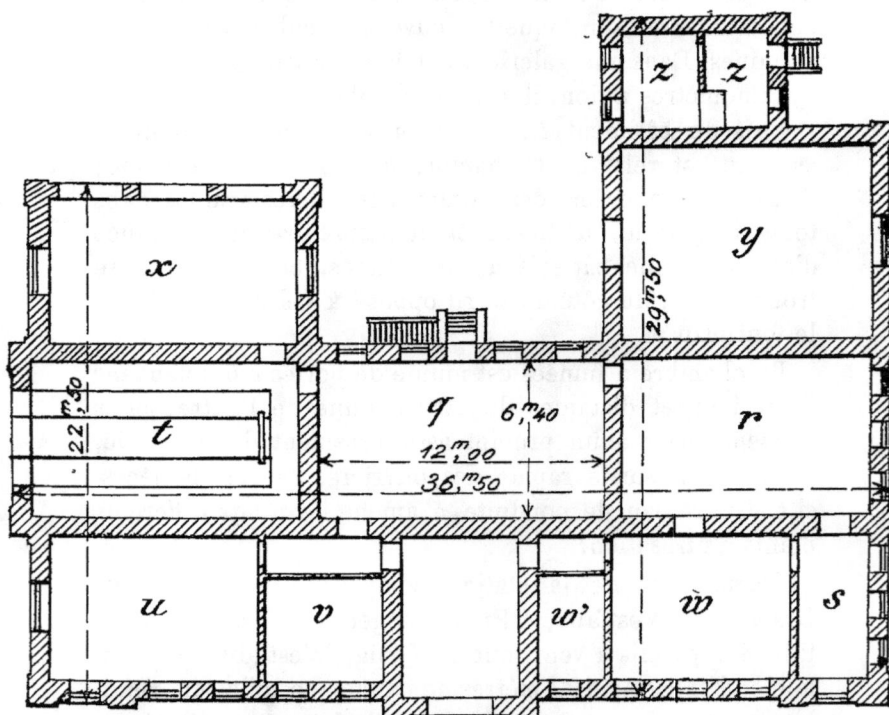

Fig. 49. — Plan des installations en construction.

en *q*, la salle de dépôt des appareils (longueur 12 mètres, largeur 6ᵐ40).

en *r*, une machine Linde, attaquée par un moteur placé en *s*; elle pourra produire à l'heure 5 mètres cubes d'oxygène, ou 15 litres d'air liquide ;

. En t une remise à wagons, directement raccordée au chemin de fer par la voie E; on y tiendra en permanence un wagon spécialement aménagé, où l'on pourra disposer tous les appareils et accessoires nécessaires pour un sauvetage. En cas d'urgence, ce wagon sera remorqué par locomotive jusqu'à la gare voisine et sera envoyé par train spécial à la mine sinistrée ;

En u, le laboratoire ;

En v, le bureau du Directeur de la station ;

En w, l'atelier de réparations, auquel sera annexé un petit magasin w' ;

En x, la remise à voitures ;

En y, l'écurie avec, en z, le logement des palefreniers.

A proximité de ce bâtiment, sera établi, en F, un gazomètre où l'on emmagasinera l'oxygène ; on construit également un magasin à fourrages G et un bâtiment K, où seront logés les Directeur et employés supérieurs de la station. Lorsque tous ces locaux seront terminés, le bâtiment A sera affecté au logement des employés subalternes et des apprentis sauveteurs.

A la station de sauvetage seront annexés un observatoire météorologique, établi en H, un observatoire sismographique, ainsi qu'une école industrielle pour surveillants.

Le personnel de la station de sauvetage comprend : le directeur (ingénieur), son adjoint (chef-porion) un chimiste (ingénieur), un ajusteur-mécanicien, un surveillant, sept instructeurs et un chef-instructeur, deux cochers-palefreniers et un garde, soit en tout seize personnes.

Deux équipes de cinq à six ouvriers chacune, fournies par des charbonnages différents, sont couramment en instruction à la station ; elles y sont hébergées.

La durée de l'enseignement varie de sept à quatorze jours. Pendant cette période, les ouvriers procèdent dans la chambre à fumées à des exercices pratiques gradués (six à dix) ; de plus, ils assistent à un nombre déterminé de conférences. Après quoi, ils reçoivent un certificat constatant que les travaux de sauvetage leur ont été enseignés.

Le roulement des équipes est établi de telle façon que, lors des débuts d'une nouvelle équipe, la seconde est arrivée à la moitié de sa période d'instruction.

IV. — ANGLETERRE.

a) La première galerie d'exercice en Angleterre a été installée à Altofts, à la mine « Pope & Pearsons », par M. Garforth.

Nous avons eu l'occasion de la voir en 1904, au cours d'une visite à ce charbonnage.

Elle était établie au ras du sol suivant les trois côtés du bâtiment de la recette de l'un des sièges de cette Société. Sur une partie de sa longueur, elle présentait l'aspect d'une galerie ravagée par une explosion, éboulis, cadres renversés, etc.

Des fenêtres permettaient à un observateur, placé à l'extérieur, de suivre les mouvements des sauveteurs.

Une petite station centrale d'essai fut ensuite créée à Tankersley.

b) Les résultats en ayant été satisfaisants, une centrale plus importante, groupant vingt-sept mines associées, fut établie à Howe Bridge, dans le South Lancashire (1), et inaugurée le 2 avril 1908.

Les figures 50 à 54 représentent l'ensemble de la station, qui comprend un bâtiment où sont concentrés les divers services et, en plus, attenante à celui-ci, la salle d'exercice. La première construction comprend le dépôt des appareils en *A*, la chambre de nettoyage et de réparation de ceux-ci

(1) *Colliery Guardian* du 10 avril 1908

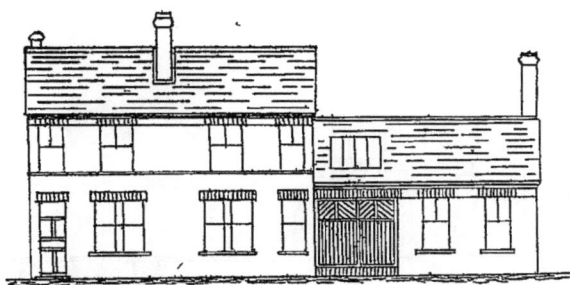
Fig. 50. — Vue de face

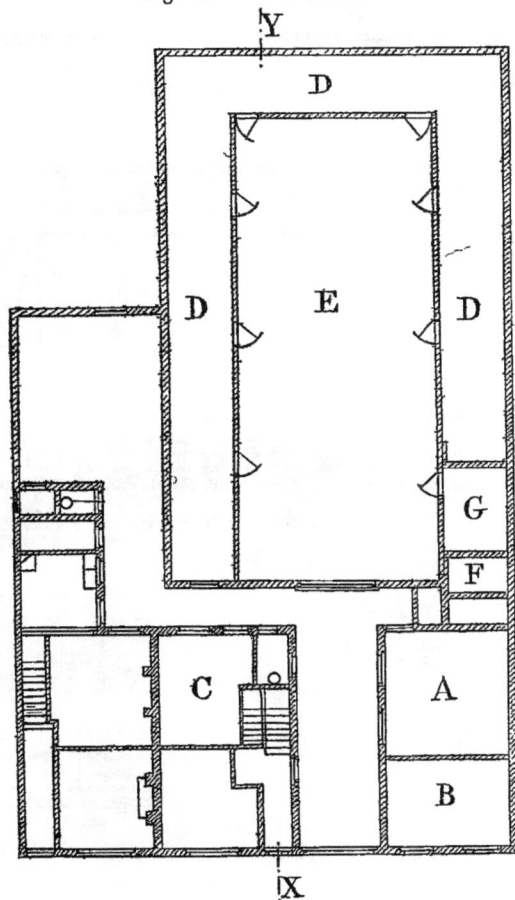
Fig. 51. — Plan.

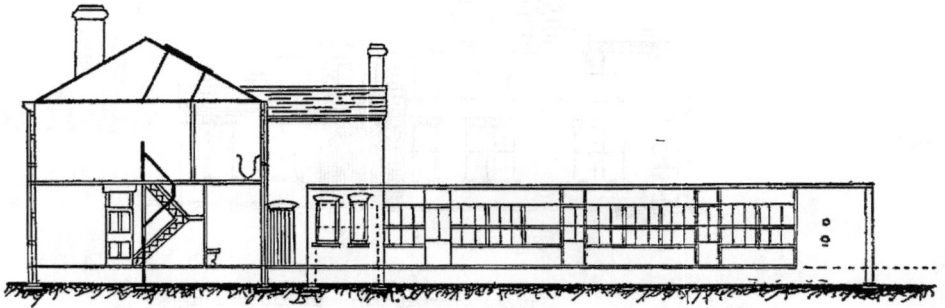

Fig. 52. — Coupe par *X-Y*.

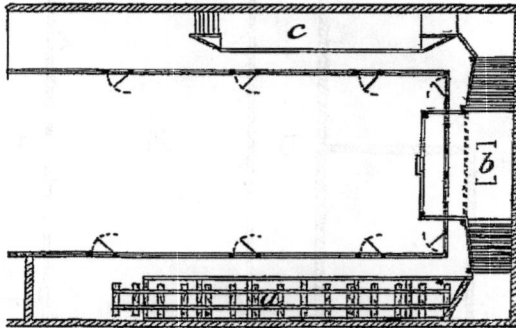

Fig. 53. — Plan de la galerie d'exercice.

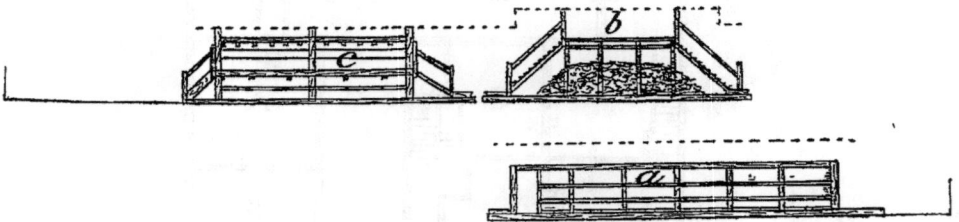

Fig. 54. — Développement de la galerie d'exercice.

en *B,* une salle d'attente en *C.* Au premier étage sont aménagés un vestiaire et deux salles de bain. Les autres chambres sont à l'usage particulier du gérant-instructeur de la station.

La galerie à fumées se développe en *D,* suivant les trois côtés d'une salle d'observation centrale *E.*

Elle est à grande section : 2^{m}45 de largeur sur 2^{m}60 de hauteur moyenne. Sur un des côtés sont disposés, en *a,* (fig. 53 et 54) des cadres de boisage de 1^{m}60 de largeur, et une voie ferrée ; suivant le deuxième côté, en *b,* est aménagé un crossing avec simulacre d'éboulement dans la galerie inférieure ; enfin, suivant le troisième, on a établi en *c* un dispositif analogue, mais en laissant les sections libres.

De larges fenêtres permettent d'observer les mouvements des sauveteurs. De nombreuses portes établissent une communication éventuelle entre les galeries et la salle centrale. Celle-ci a 7^{m}30 de largeur et 17 mètres de longueur. Elle reçoit la lumière par un toit vitré. Le foyer est placé en *F* et un ventilateur produisant le tirage, ainsi que son moteur, se trouvent en *G.* Dans les premiers essais, on a rempli la chambre d'anhydride sulfureux.

La longueur totale des galeries à fumées est d'environ 41 mètres et leur capacité est de 270 mètres cubes.

V. — CANADA.

Enfin, nous signalons l'existence au Canada, d'une station qui fut installée en 1907, à la suite d'un incendie souterrain, à la mine de la Dominion Coal C°, dans l'Ile du Cap Breton, en Nouvelle-Écosse. C'est, croyons-nous, la première installation de ce genre établie sur le continent américain.

Son armement comprend actuellement :

35 appareils Draeger à casque, dont 10 peuvent être
    transformés en appareils à embouchure ;
35 paires de bonbonnes de rechange ;
 1 appareil König ;
 1 appareil de secours du Dr Brat ;
 1 pompe de remplissage ;
 1 civière Westfalia avec appareil de secours.

L'approvisionnement de la station consiste en 34 mètres
cubes d'oxygène, 1,800 cartouches de substance régénératrice (on estime que ce chiffre ne doit jamais descendre cn
dessous de 1,000), un certain nombre de flexibles, d'injecteurs, de plaques en mica, de rondelles en caoutchouc.

Une particularité de cette station consiste en ce qu'on y
èmploie, lors des exercices, toujours les cinq mêmes appareils, les trente autres étant conservés à l'état neuf, pour
le cas où on aurait à les utiliser dans un sauvetage, ce qui
est d'ailleurs arrivé, ainsi que nous le dirons tantôt.

La station comprend un bâtiment en briques, représenté
figure 55, aménagé pour le dépôt des appareils et les
services connexes, et une construction en bois, figure 56,
constituant le local d'exercice.

Le premier bâtiment contient :

1° Une salle *A* dans laquelle se trouvent les armoires *B*
de dépôt des appareils, disposées de façon que ceux-ci soient
maintenus à l'ombre, la lumière solaire exerçant, paraît-il,
une action néfaste pour la conservation du caoutchouc. Cette
salle contient, en plus, les bonbonnes et la pompe de
remplissage placées en *C*, des tables en *D*, un évier en *E* ;

2° Une chambre *F* où sont emmagasinés les approvisionnements ;

3° Un bureau *G*.

Le second bâtiment comprend le corridor d'observation *H*
et la chambre à fumées *I*. Celle-ci est dépourvue de
fenêtres, les exercices s'effectuant à la lumière des lampes.

électriques dont les sauveteurs sont porteurs. Deux dynamomètres sont disposés en *K*; en *L* se trouve le foyer
servant à produire des fumées provenant de la combustion
de bois.

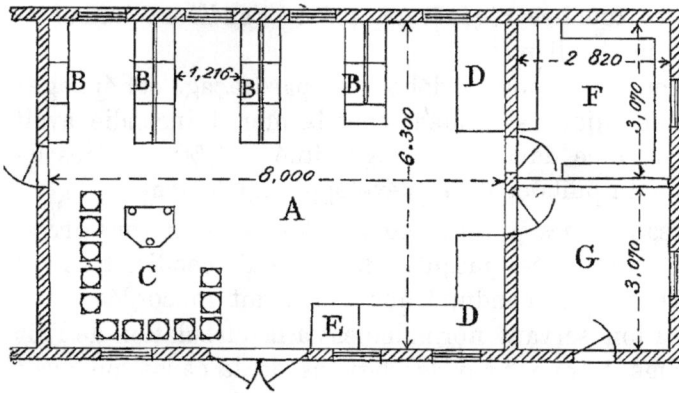

Fig. 55.

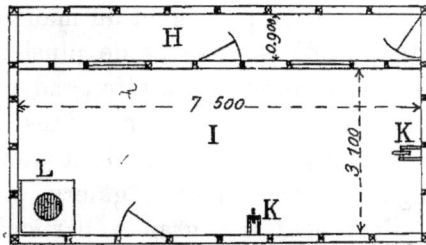

Fig. 56.

Nous ne croyons pas inutile de dire quelques mots de
l'intervention efficace des équipes de cette station au cours
d'un incendie qui menaçait de compromettre l'existence
d'une mine voisine (Sydney-Bay) (1).

(1) *Mines and minerals*, décembre 1908. — *Engineering and Mining*, octobre 1908.

Cet incendie était survenu dans les exploitations d'une mine distante de 35 kilomètres de la station et n'avait pu être maîtrisé par les moyens habituellement employés ; on eut alors recours à l'équipe de sauvetage ; 24 hommes munis de 10 appareils Draeger à casque, de 2 appareils à embouchure, d'une réserve de 15 paires de cylindres et de 30 cartouches régénératrices, se rendirent immédiatement sur les lieux.

La couche Sidney est déhouillée par traçage et dépilage; ses exploitations s'étendent sous la mer. L'incendie avait pris naissance dans un traçage situé à 4,500 mètres de distance du puits et s'était développé rapidement.

Les sauveteurs purent pénétrer à travers la zone irrespirable des fumées jusqu'au foyer de l'incendie, traînant derrière eux une conduite que l'on avait raccordée à une canalisation servant normalement à la circulation de l'air comprimé et que, pour les besoins de la cause, on avait utilisée pour amener dans le panneau sinistré l'eau de la surface.

Malgré maintes difficultés provenant du manque d'étanchéïté de la conduite et de la présence de plusieurs éboulements, les sauveteurs purent faire rétrograder progressivement le feu et parvinrent à le confiner dans la galerie en cul-de-sac où il avait pris naissance. Il fut alors possible de faire un barrage à l'entrée de cette galerie et de noyer l'incendie. La chaleur était très grande, particulièrement vers la fin du sauvetage. Les témoins comparent l'aspect du traçage en feu à un saumon de coke sortant du four.

L'équipe à front était composée de trois hommes : deux manœuvraient la lance, le troisième plaçait des bois et des planches où il était nécessaire et veillait à la sûreté de ses deux compagnons.

Les équipes se relayaient toutes les dix minutes, sauf à la fin du travail, où ce temps s'abaissait à cinq minutes.

Les parties métalliques des appareils s'échauffaient au point de causer des brûlures et plusieurs des ouvriers, qui s'étaient vêtus légèrement en prévision des hautes températures qu'ils auraient à supporter, eurent des ampoules sur le dos à la suite de chutes, sur leurs vêtements, d'eau chaude provenant de la condensation du nuage de vapeurs qui s'étendait au toit des galeries.

MM. F. W. Gray et J. Mac Mahon ont fait une communication relative à cet incendie au meeting tenu à Doncaster, le 8 février 1909, par l'Institut des Ingénieurs mineurs et mécaniciens anglais. Les renseignements qui précèdent ont été empruntés, en notable partie, à leur communication (1).

Ces ingénieurs déclarent que, sans les appareils, personne n'eût pu résister à l'atmosphère de fumées denses et de vapeurs dans laquelle les sauveteurs ont travaillé pendant huit heures.

Aucun homme ne fut mis hors de combat par excès de fatigue ou par une défectuosité des appareils.

Les jours suivants, quelques sauveteurs se déclarèrent malades, ce qui est compréhensible si l'on songe qu'ils durent combattre l'incendie dans des conditions excessivement pénibles, après avoir effectué leur journée normale de travail et sans avoir eu le temps de prendre un réconfort, convenable.

Les appareils, ainsi qu'il vient d'être dit, se comportèrent également très bien; la seule partie de ceux-ci qui ait été endommagée, fut la petite soupape d'échappement d'air placée du côté droit sur le tuyau de retour ; trois soupapes eurent leur tête brisée. Pour obvier à cet inconvénient, la soupape d'échappement sera dorénavant placée de l'autre côté du casque, où elle risque moins d'être détériorée.

---

(1) *Colliery Guardian* du 12 février 1909. — *Transactions of the Institution of Mining Engineers*, t XXXVII (1909), p 100.

La leçon à tirer de cette expérience pratique est la nécessité de protéger, dans des cas de l'espèce, la nuque et le dos des sauveteurs. On exécute actuellement à la station de la « Dominion Coal » des expériences à l'effet de déterminer la forme la plus convenable à donner à une coiffe en asbeste, destinée à protéger aussi la nuque.

Les sauveteurs seront munis en plus de gants incombustibles et peu conducteurs de la chaleur.

L'intervention des sauveteurs permit aussi de constater les heureux effets : 1° d'une direction unique et experte, évitant toute confusion et perte de temps ; 2° de la présence continue d'une personne compétente dans la manœuvre des appareils respiratoires, chargée de veiller au bon fonctionnement de ceux-ci et de s'assurer, lorsqu'une équipe se rend à front de travail, qu'elle est en bon ordre de fonctionnement ; 3° de l'emploi comme sauveteurs de mineurs expérimentés, les travaux connexes au sauvetage nécessitant une grande habileté professionnelle.

VI. — Belgique (*Bassin de Liége*).

Avant de décrire la station de Frameries, nous ne croyons pas inutile, en raison du but poursuivi dans la présente notice, de dire quelques mots d'un projet de station centrale pour le bassin de Liége, projet qui n'a pas été réalisé jusqu'à présent et dont l'ensemble est représenté figures 57 et 58.

Un grand hall A, de 25 mètres de longueur sur 6^{m}50 de largeur, est destiné au dépôt des appareils et aux exercices des ouvriers dans l'atmosphère ordinaire. Il sert, concurremment avec les couloirs B et C, de local d'observation. Divers regards sont ménagés à cet effet en D.

Un sas est disposé en E à l'entrée de la chambre à fumées. Celle-ci est constituée d'une galerie horizontale de roulage F, aboutissant à son extrémité à une taille en

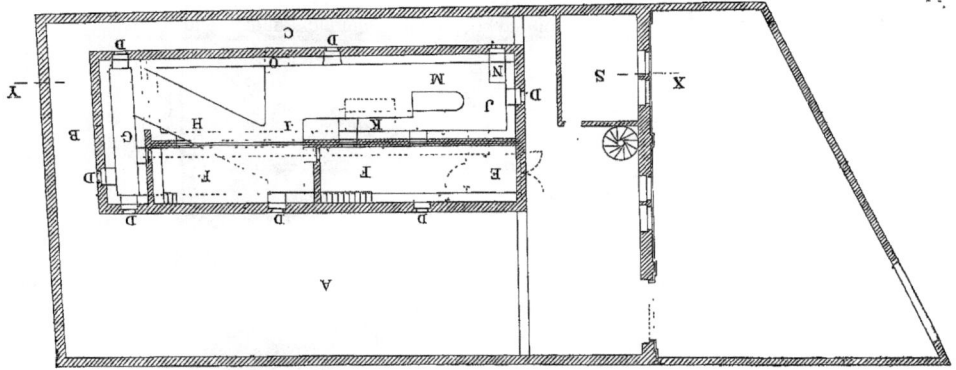

Fig. — 57. Plan Général.

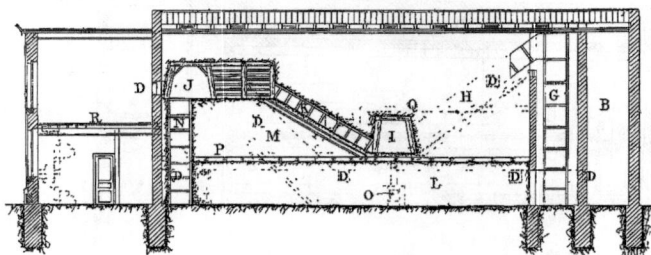

Fig. 58. — Coupe par X-Y.

dressant *G*, à laquelle fait suite une taille à 45° d'inclinaison *H*. Au bas de celle-ci, se trouve une galerie transversale *I*, reliée à une galerie supérieure *J* par un montement *K* de faible section.

La galerie *J* est mise en communication avec la deuxième galerie de roulage du rez-de-chaussée *L* par une taille fortement inclinée *M* et par un touret vertical (bouxthay) *N*.

Un foyer est aménagé en *O*.

L'accessibilité aux regards supérieurs est assurée par des planchers établis à diverses hauteurs *P, Q, R,* et reliés par une série d'escaliers, ainsi qu'il est figuré aux croquis.

Enfin un bureau est prévu en *S*.

Le développement du circuit de circulation est de 65 mètres.

L'encombrement de l'installation est de 27 mètres de longueur, sur 16 mètres de largeur et 10 mètres de hauteur.

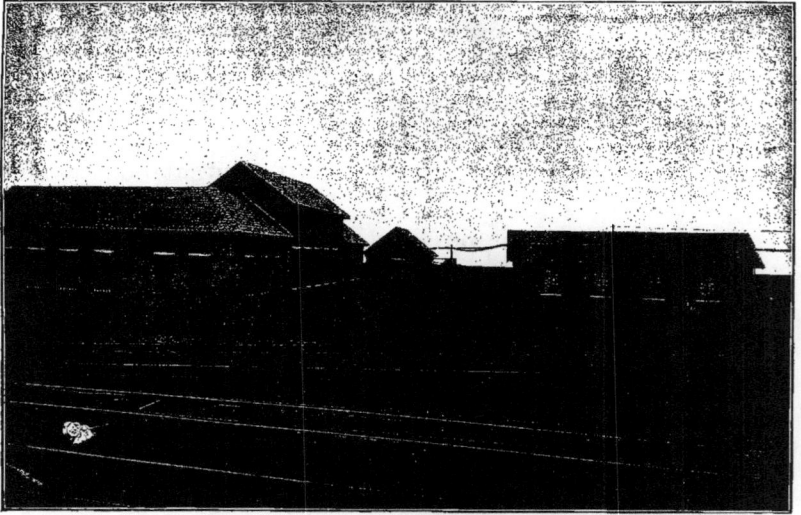

Fig. 59. — *Vue générale de la Station de l'État à Frameries.*

CHAPITRE III.

—

Station de sauvetage de l'Etat Belge, à Frameries.

—

I. *Disposition générale.* — On sait que le Siège d'expériences est installé dans la paire du puits n° 3 (Grand-Trait) des Charbonnages réunis de l'Agrappe, appartenant à la Compagnie de Charbonnages belges. Les divers services sont répartis en deux groupements : l'un comprend le laboratoire d'expériences des lampes et des anémomètres; le second, la galerie d'essai des explosifs (1). La station de sauvetage, représentée dans son ensemble à la figure 59, a été édifiée au voisinage de la galerie, grâce à une extension de terrain que la Direction de la Compagnie de Charbonnages belges, avec sa coutumière obligeance, a bien voulu mettre gracieusement à la disposition de l'Etat.

Elle comprend cinq salles, ainsi qu'il est représenté figure 60, à savoir :

En *A*, la salle de dépôt des appareils respiratoires;

B, la chambre de nettoyage et de petites réparations;

C, la salle d'observation donnant sur la salle d'exercice et devant servir à abriter la collection d'appareils divers relatifs au sauvetage et à l'hygiène des mines;

D, la salle d'exercice;

E, le lavoir à douches.

———

(1) *Annales des Mines de Belgique*, t VII, *Revue Universelle des Mines de Belgique*, 4me série, t IV, Rapport du Congrès international des mines de Liége, en 1905, Section des mines, t I

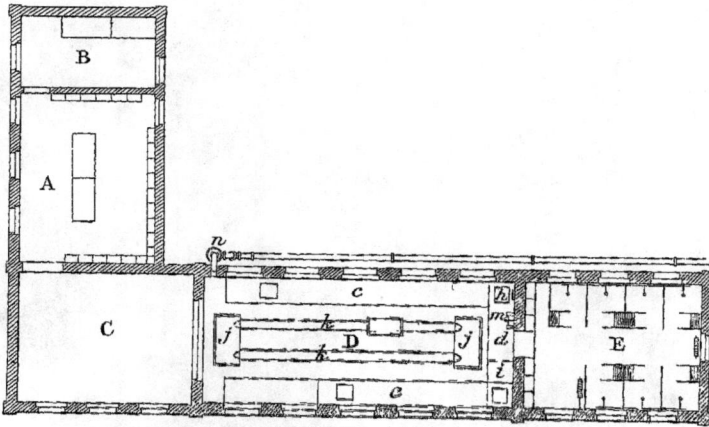

Fig. 60. — Plan général.

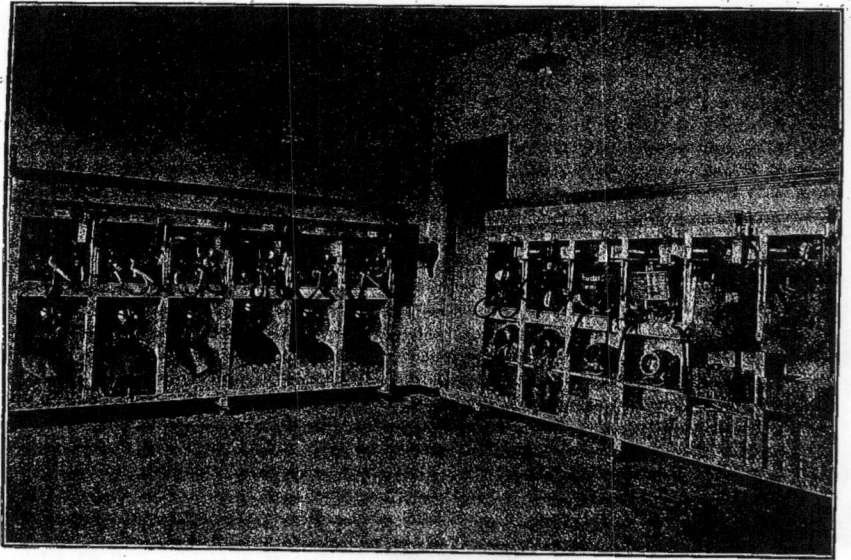

Fig. 61. — *Station de sauvetage de Frameries : Salle de dépôt des appareils.*

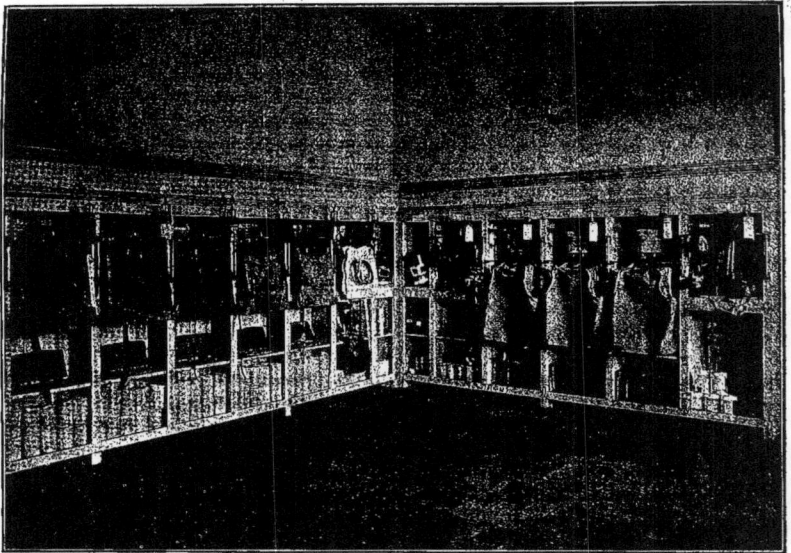

Fig. 62. — *Station de sauvetage de Frameries : Salle de dépôt des appareils.*

II. *Salle de dépôt des appareils.* — Elle mesure 6^m50 de longueur sur 5 mètres de largeur ; elle est largement éclairée par trois fenêtres, munies de volets et de stores, les pièces en caoutchouc des appareils se conservant mieux à l'ombre. Suivant les trois autres côtés, sont aménagées les armoires du dépôt des appareils.

Ces armoires sont du type Shamrock ; les casiers présentent, le cas échéant, les modifications nécessaires pour y loger commodément les appareils qu'ils doivent recevoir.

L'armement de la station comprend actuellement :

1 appareil Draeger, à casque, type ancien 1905 ;
5 appareils Draeger, à casque, type 1907 ;
1 appareil Draeger, à casque, avec lampe électrique, type 1908 ;
1 appareil Draeger, à casque, avec récepteur et transmetteur téléphonique, type 1908 ;
6 appareils Shamrock, à embouchure, type 1906 ;
1 appareil Westfalia, à casque ou à embouchure, type 1907 ;
1 appareil Westfalia (Sécuritas). à casque, type 1908 ;
3 appareils Pneumatogène ;
1 appareil Aérolith (à air liquide), type 1907 ;
1 appareil Tissot, type 1908 ;
1 appareil König, à deux casques, avec la pompe d'insufflation et une réserve de 200 mètres de tuyaux sur rouleau.

En plus, de ces appareils. nous avons eu l'occasion d'avoir à notre disposition, à titre temporaire, et d'essayer l'appareil Vanginot, ainsi que les deux premiers types Aérolith.

Nous avons cherché à nous procurer un appareil Weg ; la firme qui construit cet engin nous a fait savoir que celui-ci n'était pas encore à point et qu'elle préférait attendre que l'appareil eût reçu les derniers perfectionnements avant de le soumettre aux essais de la Station.

La collection des appareils respiratoires, rangés dans leurs casiers respectifs, est représentée sur les photographies fig. 60 et 61.

La partie inférieure des armoires est occupée par les approvisionnements des substances régénératrices. En plus des accessoires obligatoires des appareils : déprimomètres, volumomètres, balance pour l'air liquide, la station possède une boite avec insufflateur d'oxygène, une boite de secours du docteur Brat, des civières de divers types.

Lorsqu'ils doivent être transportés au dehors, les appareils respiratoires sont placés, deux à deux, dans des caisses en bois, munies de poignées.

III. *Salle de dépôt des bonbonnes. de nettoyage et de petites réparations.* — Cette salle, un peu exiguë pour sa destination, n'a que 2^{m}70 sur 5 mètres. Elle contient le jeu des bonbonnes d'oxygène, reliées en étoile, dispositif que nous décrirons ultérieurement, la soufflerie et la réserve de tuyaux de l'appareil König, la collection des embouchures en caoutchouc, etc., Des tables y sont disposées, mais, en raison des dimensions restreintes de ce local, une table de nettoyage se trouve également dans la salle de dépôt des appareils; ces tables sont recouvertes de feuilles de plomb, de façon à les mettre à l'abri de l'attaque des substances employées dans les appareils.

Les outils indispensables aux petites réparations sont remisés dans cette salle. Une vue photographique de celle-ci est représentée figure 63.

IV. *Salle d'observation et de collection.* — Cette salle a 6^{m}50 de longueur sur 5 mètres de largeur. Dans le mur qui la sépare de la salle d'exercices, est ouverte une grande verrière de 3^{m}20 de largeur, permettant de suivre les sauveteurs en action dans la salle d'exercices.

Le local d'observation est destiné, ainsi qu'il a été dit

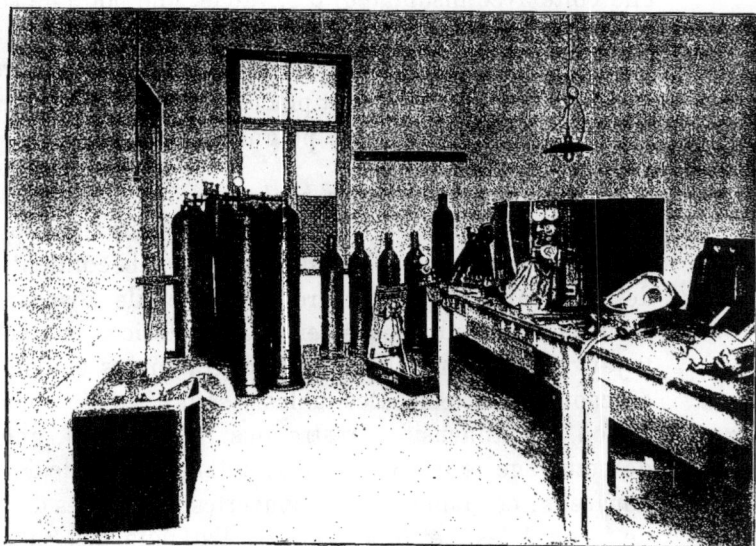

Fig. 63. — *Salle de nettoyage et de petites réparations.*

plus haut, à recevoir les collections des engins et dispositifs reconnus les plus efficaces pour le sauvetage ou l'hygiène des ouvriers des mines. Il ne s'y trouve actuellement que quelques civières et on y a placé les coffres en bois destinés au transport des appareils respiratoires.

La salle a ses fenêtres munies de volets de façon à pouvoir conserver son office de local d'observation, lorsque la chambre d'exercice est plongée dans l'obscurité et que les sauveteurs s'éclairent uniquement au moyen de leurs lampes électriques.

V. *Salle d'exercice.* — Lorsque le projet de cette salle fut établi, il n'existait encore que quelques stations de sauvetage, notamment à Shamrock, à l'École des mines de Bochum ; elles étaient toutes construites sur le même type : la chambre à fumées étant constituée par une galerie de longueur peu développée, de section restreinte, aménagée de façon à réaliser aussi bien que possible la forme et l'aspect des voies souterraines.

Il nous a paru qu'il serait difficile d'obtenir de nos ouvriers de circuler et de stationner pendant le temps d'un exercice, soit deux heures, dans un local aussi exigu.

D'autre part, convaincus, de prime abord, que des visites des chantiers du fond s'imposaient aux sauveteurs en instruction et sachant que les travaux des puits voisins de la station, en raison de la faible puissance des couches et des dérangements qui affectent le gisement, pouvaient aisément offrir toutes les difficultés que l'on peut rencontrer dans une visite souterraine, nous avons jugé inutile de chercher à représenter dans la chambre à fumées un simulacre des travaux souterrains.

Nous nous sommes contentés d'y réaliser, suivant un mode qui peut être gradué, les mêmes difficultés de cheminement que l'on trouve dans nos mines.

C'est dans cet ordre d'idées que la chambre à fumées est

constituée d'une vaste salle de 11^{m}20 de longueur. 5 mètres de largeur et 6 mètres de hauteur, le long des murs de laquelle courent des « chemins d'exercice ».

On y a accès de la salle du lavoir par l'intermédiaire d'un sas qui a pour but d'éviter l'invasion de ce local par les fumées et qui communique par une cheminée avec l'atmosphère extérieure.

La chambre prend jour par dix grandes fenêtres percées dans les murs de façade, ce qui facilite la surveillance extérieure des ouvriers en exercice. Ces fenêtres sont munies de volets. Lorsque ceux-ci sont fermés, les ouvriers se munissent de lampes électriques portatives; l'éclairage de la salle est complété éventuellement par quatre lampes à poste fixe.

Les quatre fenêtres extrêmes, ainsi que les volets correspondants, peuvent s'ouvrir aisément tant de l'intérieur que de l'extérieur, de façon à provoquer l'évacuation rapide des fumées dans l'atmosphère.

L'assainissement de l'air de la salle peut être produit également : 1° par des ouvreaux a (fig. 64) ménagés dans la partie supérieure des murs et fermés en temps normal par des registres; 2° par une ouverture b, en relation avec un ventilateur aspirant dont il sera parlé plus loin.

La salle d'exercice, de même que les divers locaux de la station, est pourvue d'un chauffage à la vapeur, par radiateurs. Ce chauffage n'a d'autre but que de rendre l'atmosphère supportable en hiver et nullement de produire une surchauffe de l'air dans lequel se meuvent les sauveteurs. Nous disposons, en effet, à proximité de la station, de chantiers à grande profondeur et, partant, à température assez élevée.

C'est ainsi que le siège n° 3, dans les dépendances duquel est installée la station, a des étages d'exploitation répartis entre 850 et 1,000 mètres de profondeur et qu'au siège

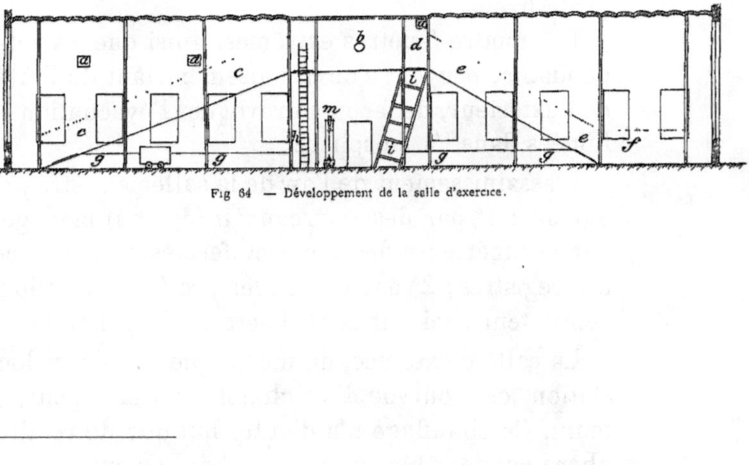

Fig 64 — Développement de la salle d'exercice.

n° 10 de Grisœuil, appartenant au même charbonnage, l'extraction se fait à des étages compris entre 950 et 1,100 mètres.

Le « chemin d'exercice » est constitué, ainsi qu'il est représenté figure 64, d'une galerie c, inclinée à 22 degrés, d'une galerie horizontale d, à laquelle fait suite un tronçon e incliné à 32 degrés, et d'un bout de galerie horizontale f.

Du pied de ces galeries inclinées et communiquant avec elles par des ouvreaux à clapets, de faibles dimensions, partent, au niveau du sol, des voies horizontales g de hauteur restreinte, 67 centimètres, où les ouvriers sont forcés de circuler sur les genoux.

Ces voies sont reliées aux extrémités de la galerie supérieure horizontale d'une part par un touret vertical h, muni d'échelles, et d'autre part, par une cheminée inclinée à 70 degrés i, uniquement boisée.

Ces différentes galeries ont une largeur uniforme de 90 centimètres.

Les voies inclinées sont surmontées d'un plafond constitué par des « queues de perches » rapprochées; de distance en distance, on fixe sous ce plafond des bois réduisant en ces points la section de passage.

Pour graduer la difficulté du cheminement, le plafond est amovible et peut être fixé à diverses hauteurs par un simple déplacement de quelques broches. Le chemin d'exercices a une longueur totale de 50 mètres.

Deux voies ferrées parallèles k (fig. 60), à l'écartement normal du fond, 0m60, sont établies dans la partie centrale de la chambre; elles sont raccordées à leurs extrémités par des plates-formes de manœuvres j. Les ouvriers y font circuler un chariot de mine. Un ergmètre est installé en m, il est constitué d'un poids guidé de 34 kilogrammes que l'on élève un certain nombre de fois à une hauteur déterminée au moyen d'une corde passant sur une poulie de renvoi.

Enfin, la salle est pourvue des divers outils et matériaux utilisés dans les exploitations souterraines : pelles, haches, pics, scies, truelles, brouettes, tas de briques, bois divers, de façon que les ouvriers puissent effectuer des travaux analogues à ceux qu'ils pourraient être appelés à exécuter au cours d'un sauvetage.

Les civières dont il a été parlé précédemment sont également mises en usage au cours des exercices.

Une vue photographique de l'intérieur de la salle à fumées est représentée figure 65.

VI. *Annexes extérieures de la chambre à fumées.* — L'atmosphère de cette salle doit pouvoir être chargée rapidement et facilement de gaz irrespirables. La capacité déjà importante de ce local, 362 mètres cubes, imposait un dispositif spécial. Celui-ci consiste en un poêle en fonte, placé en *n* (fig. 60), à l'extérieur de la salle d'exercice et communiquant avec celle-ci par un conduit dont on règle le débit au moyen d'un registre. Cet appareil est visible sur la photographie fig. 66.

La proximité de la galerie d'essai des explosifs et plus particulièrement du ventilateur aspirateur de cette galerie, nous a incités à utiliser éventuellement ces installations pour le service de la station de sauvetage.

A cet effet, des conduites en fonte, munies de vannes aux points voulus, ont été installées, lesquelles permettent :

1° Soit de souffler de l'air pur sous la grille du foyer ;

2° Soit de diriger directement le courant d'air pur vers la salle d'exercice ;

3° Soit d'introduire dans celle-ci du gaz provenant de la galerie d'essai des explosifs ;

4° Soit de brasser l'atmosphère de la chambre à fumées. en aspirant l'air par l'ouverture *b*, située près du plafond à l'opposé de l'orifice d'introduction des gaz, et en le refoulant par le dit orifice ;

5° Soit d'aspirer les fumées et de les remettre dans l'atmosphère.

Le poêle peut être alimenté, soit par l'air pur entrant par une porte ménagée sous la grille, soit par le vent soufflé par la conduite de refoulement; enfin, une canalisation est établie en dérivation du poêle, reliant directement la conduite de refoulement à la salle d'exercices.

Généralement, on brûle dans le foyer de la paille humide, des déchets gras de coton, du bois. L'atmosphère que l'on obtient de cette façon n'est pas rapidement asphyxiante, mais elle est très désagréable à respirer et oblige de tousser; elle est donc suffisante pour que l'ouvrier doive absolument s'alimenter au moyen des gaz fournis par l'appareil et pour qu'il puisse aussi s'assurer de l'étanchéité de celui-ci. Néanmoins, l'anhydride sulfureux, obtenu en brûlant du soufre dans la salle ou dans le poêle, décèle beaucoup plus rapidement les manques d'étanchéité et il a l'avantage de laisser l'atmosphère suffisamment translucide; il a par contre l'inconvénient d'être beaucoup plus dangereux et d'abîmer les organes en caoutchouc des appareils; nous employons également parfois cette atmosphère, mais il est prudent de ne placer dans celle-ci que des ouvriers et des appareils qui ont déjà fait leurs preuves dans les fumées ordinaires.

VII. *Lavoir*. — La salle du lavoir comprend 7 cabines, divisées chacune en deux compartiments par une cloison partielle (fig. 66, 67, 68 et 69); le compartiment antérieur contient un petit banc et une patère à trois crochets, le compartiment du fond est celui de la douche; l'ouvrier peut régler à volonté la proportion d'eau froide et d'eau chaude.

Les cabines sont fermées par des portes à glissières.

Les parois sont revêtues de carreaux céramiques blancs.

Les ouvriers se font un plaisir d'utiliser le lavoir après chaque exercice.

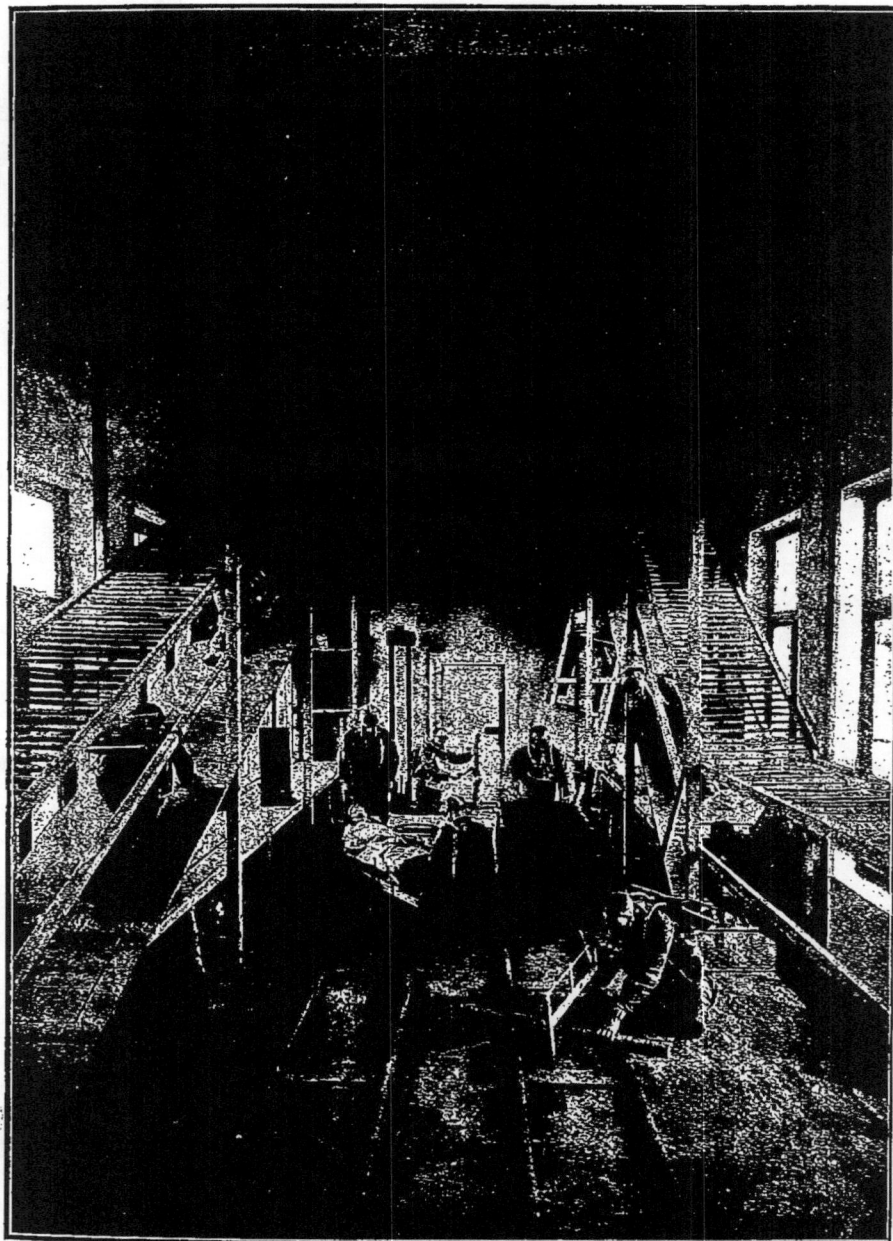

Fig. 65. — *Salle d'exercice.*

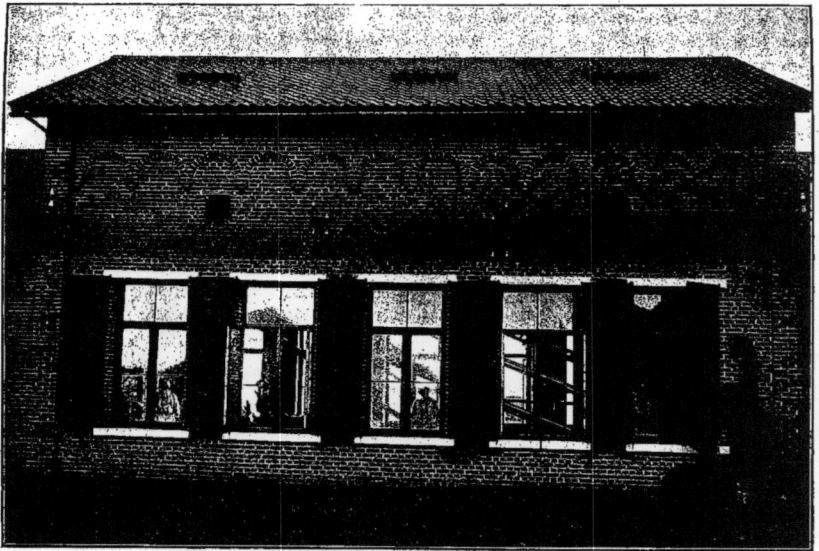

Fig. 66. — *Extérieur de la salle d'exercice. — Foyer.*

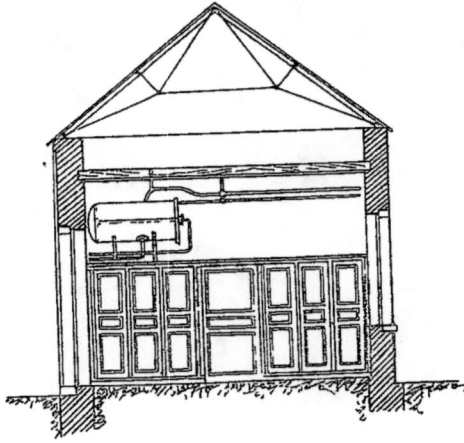

Fig 67.

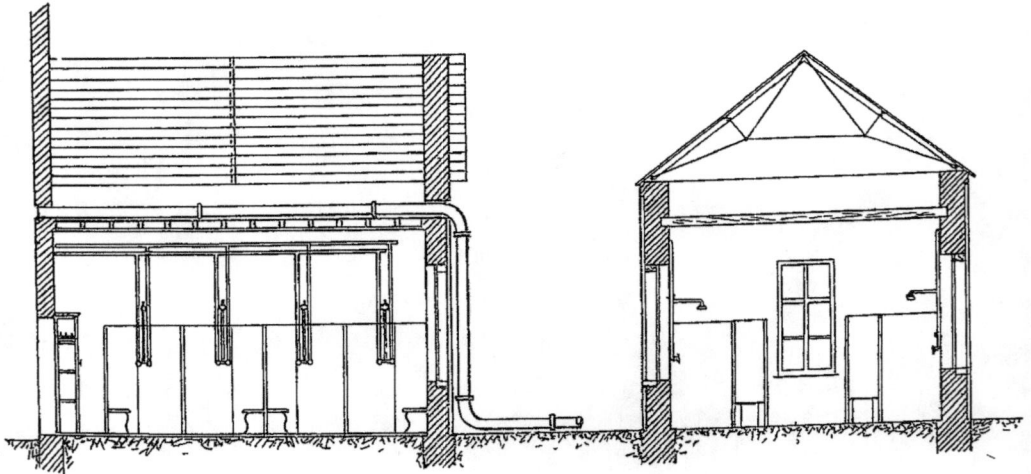

Fig 68   Fig. 69

La salle comprend en plus des armoires où l'on conserve les vêtements que revêtent les sauveteurs lors des exercices.

Cette installation a été exécutée par la Maison Goehman et Cⁱᵉ, suivant les dispositifs bien connus de cette firme.

CHAPITRE IV.

—

**Organisation des équipes de la station de Frameries.
Résultats.**

—

I. ORGANISATION DES ÉQUIPES.

a) *Composition des équipes.* — Les accidents survenus
à l'étranger par l'emploi des appareils respiratoires et dont
nous connaissons la relation, sont arrivés à des ouvriers
isolés.

En vue d'éviter tout accident de ce genre, il doit être
établi comme règle que des ouvriers ne peuvent s'engager
dans des milieux irrespirables, porteurs d'appareils de
sauvetage, que s'ils sont en groupe, de façon que si l'un
d'eux se sentait indisposé, les autres puissent lui porter
secours immédiatement, et, éventuellement, rapporter son
corps dans une atmosphère respirable. La discipline est
particulièrement nécessaire au cours des travaux de
sauvetage; chaque équipe doit donc posséder un chef ayant
autorité sur ses compagnons.

Les équipes de la station de Frameries comprennent
chacune cinq sauveteurs.

b) *Nombre d'équipes.* — Pour assurer la continuité d'un
travail de sauvetage, le nombre minimum d'équipes est de
trois. Il convient, en effet, que, quand le concours des sauveteurs est requis, deux équipes descendent au fond simultanément, ou tout au moins à peu d'intervalle.

Pendant les deux heures au cours desquelles la première
équipe travaille à front, la deuxième se tient en réserve
dans l'air respirable, à proximité de la zone infestée, de

façon à pouvoir se porter au secours de la première en cas de besoin.

Dès que la première équipe a achevé son poste, la deuxième la remplace et la troisième descend pour prendre la faction de réserve.

Pendant ce temps, les appareils de la première équipe sont nettoyés, vérifiés et rechargés, de façon à pouvoir servir pendant le poste suivant.

Les trois équipes peuvent ainsi assurer un service continu de douze heures et même de dix-huit heures, chaque période de travail de deux heures étant coupée par un repos de quatre heures, dont deux au fond et deux au jour.

Pour avoir un peu plus d'élasticité dans ces permutations et aussi pour prévoir le cas où deux équipes devraient être occupées simultanément à des travaux ou suivre des circuits différents, le nombre d'équipes de la station a été fixé à 4.

Ces équipes sont commandées et instruites par un ingénieur du corps des mines, en l'espèce un des signataires de la présente notice.

c) *Suppléance, nombre total de sauveteurs.* — Il faut pouvoir parer aux vides résultant de maladies, de départ, d'empêchements quelconques. Les suppléants doivent représenter au moins 25 % du cadre normal des équipes. Le nombre total des sauveteurs a été fixé à trente.

Ils sont représentés en groupe aux photographies figures 70 et 71.

d) *Équipe d'exercices.* — Pour que les séances d'instruction portent tous leurs fruits et pour que la surveillance des hommes en exercice soit aisée, le nombre des hommes se trouvant simultanément dans la chambre à fumées ne doit pas être trop grand. Nous l'avons fixé à sept. Chaque équipe d'exercices comprend donc cinq sauveteurs de l'équipe normale, plus deux suppléants.

Il convient de maintenir la composition de chaque
équipe aussi invariable que possible : les ouvriers
apprennent à se connaître, à avoir entre eux une confiance
mutuelle qui, en cas d'accident, leur est un réconfort moral
non négligable.

e) *Recrutement.* — Les sauveteurs ont été recrutés parmi
les ouvriers et porions des Charbonnages de l'Agrappe,
appartenant à la Compagnie de Charbonnages belges, et ce
nous est un devoir de dire ici combien l'aide du personnel
supérieur de ces Charbonnages a été précieuse pour l'organisation du service de sauvetage.

On a choisi des ouvriers ou porions qui étaient déjà
intervenus lors d'accidents antérieurs, ou qui présentaient
des garanties au point de vue courage et discipline.

On a également cherché à ce que les diverses catégories
d'ouvriers mineurs soient représentées dans le corps des
sauveteurs ; c'est ainsi que, par profession, on y compte :

Dix porions ;
Dix bouveleurs ;
Deux visiteurs de puits ;
Un sondeur ;
Cinq ouvriers à veine ;
Deux ouvriers aux réparations.

Les candidats sauveteurs ont été visités par des médecins
qui n'ont admis que les hommes ne présentant aucune tare
en ce qui concerne les systèmes circulatoire et respiratoire.
Une seconde élimination a été faite par nos soins ; ce sont
quelques ouvriers qui, aux premiers exercices, ne parais-
saient pas présenter les garanties voulues de résistance
physique ou morale.

Il importe que les membres d'une première équipe, au
moins, puissent être réunis sans retard à la station de
sauvetage ; deux des équipes ont donc été formées de seize
hommes occupés normalement le matin dans les travaux de

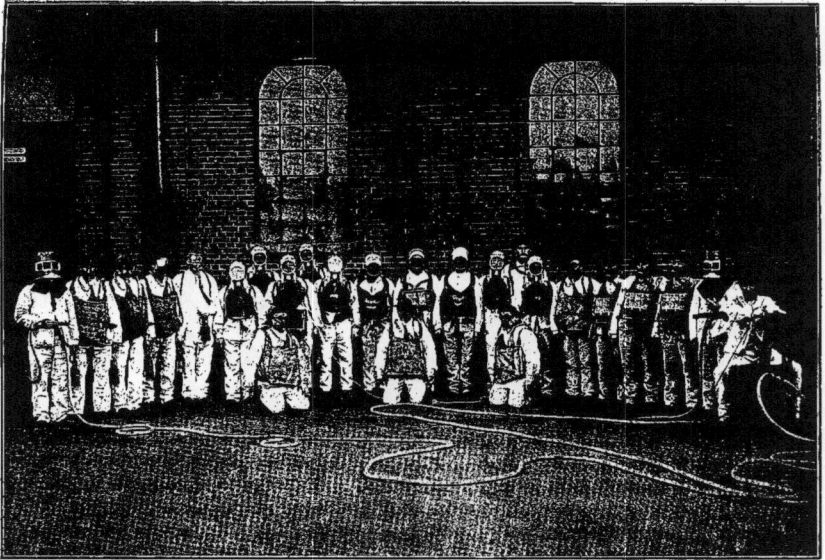

Fig. 70. — *Equipes de la station de sauvetage de l'Etat belge, à Frameries.*

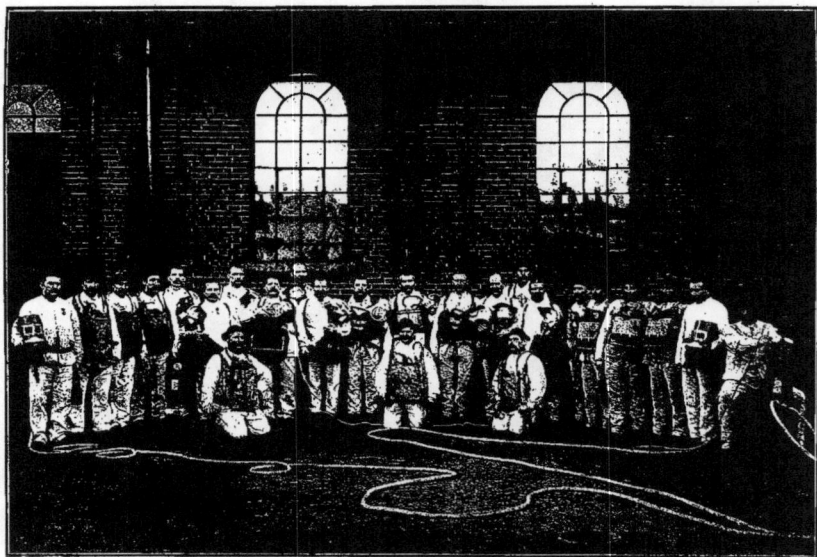

Fig. 71. — *Equipes de la station de sauvetage de l'Etat belge, à Frameries.*

l'Agrappe ; les deux autres équipes réunissent quatorze hommes travaillant normalement l'après-midi ou la nuit au charbonnage.

Ainsi que nous l'avons dit précédemment, les membres d'une même équipe doivent se connaître, avoir confiance l'un dans l'autre ; aussi les hommes, tant du matin que de l'après-midi, ont-ils été invités à se partager en deux groupes, à leur choix ; dans la formation de ces groupes, il a d'ailleurs été tenu compte, autant que possible, du domicile des hommes ; les ouvriers habitant le plus près de la station constituent la première équipe, tant de jour que de nuit ; de cette façon, la concentration d'une première équipe peut être réalisée très rapidement.

f) *Instruction*. — Chaque equipe a été exercée de nombreuses fois ; chaque ouvrier est venu d'abord une fois par semaine à la station de sauvetage, puis une fois par quinzaine. L'espacement des séances d'instruction a été porté ensuite à un mois et finalement à deux mois.

Le premier exercice a lieu à la surface ; le sauveteur porte l'appareil sur le dos, mais n'en fait pas usage pour la respiration ; le but de cet exercice est d'habituer les hommes à porter la charge assez lourde de l'appareil, laquelle atteint souvent 17 kilogrammes, sans heurter les cadres de boisage représentés dans la salle d'exercice.

Pendant les deuxième et troisième exercices, les ouvriers respirent au moyen de l'appareil ; vers la fin de la troisième séance, on introduit un peu de fumées dans la salle. Dans les exercices suivants, la chambre est remplie de fumées dès le début et la formation des sauveteurs est continuée jusqu'à ce que les hommes aient pleine confiance dans leurs appareils.

Au cours de ces séances d'instruction, les ouvriers parcourent le chemin d'exercice, d'abord sans charge, puis porteurs d'outils divers ; ils coupent et scient du bois, placent des cadres de soutènement ; ils construisent des simulacres de stoupures ; ils transportent des matériaux divers en se servant de chariots. Ils activent le dynamomètre. Enfin, ils s'exercent au transport de personnes sur civières.

Des descentes ont ensuite été effectuées dans les travaux souterrains du siège Grand-Trait des Charbonnages de l'Agrappe, à l'étage de 850 mètres ; les différentes équipes, sous la direction de l'ingénieur-instructeur, ont parcouru divers chantiers, de façon à graduer autant que possible les difficultés de circulation. Les appareils étaient mis en œuvre dès que l'équipe quittait l'accrochage et la fatigue que les ouvriers avaient à surmonter était au moins égale à celle qu'ils auraient eu à supporter dans un sauvetage.

Les ouvriers ont enfin exécuté, à plusieurs reprises, les exercices habituels dans une atmosphère fortement chargée d'anhydride sulfureux.

Non seulement, chaque sauveteur a été entraîné à se servir de l'appareil respiratoire dont il aurait éventuellement à faire usage en cas d'accident, mais encore il a essayé des appareils des divers types les plus communément en usage.

Des leçons sommaires leur ont été données concernant la constitution et le fonctionnement des appareils, ainsi que sur l'usage des boîtes de secours. Ils procèderont ultérieurement à des exercices de respiration artificielle.

II. — Résultats.

a) *Capacités des sauveteurs.* — Les sauveteurs, après une vingtaine d'exercices dans la chambre à fumées et de visites des chantiers du fond, ont pu être considérés comme suffisamment formés ; leur période d'instruction a pris fin et les séances, espacées d'abord de un mois, puis de deux mois, ainsi qu'il a été dit précédemment, n'ont plus eu d'autre but que de maintenir « en forme » les membres des équipes.

Ceux-ci sont capables de séjourner et d'effectuer un travail moyen pendant deux heures dans un milieu irrespirable, sans être incommodés ; ils sont susceptibles de cheminer, sans grandes difficultés, par toute galerie où peut passer le chariot habituel de nos mines ; ils peuvent s'avancer, à vitesse réduite, dans les tailles où l'ouverture de la couche descend à 0^m60 ; enfin, ils peuvent se glisser sur de faibles longueurs, à travers des sections beaucoup plus restreintes ; c'est ainsi que certains, d'une corpulence modérée, ont pu traverser des encadrements de 0^m35 de hauteur.

Les exercices ont eu pour résultats de leur inspirer une grande confiance dans leurs appareils et de développer entre les membres d'une même équipe la certitude d'un concours réciproque en cas de danger.

b) *Intervention lors d'un dégagement de grisou.* — La période d'instruction des équipes n'était pas achevée de longtemps, quand il fut fait appel à leur concours à la suite d'un dégagement instantané de grisou.

Nous rappellerons sommairement les circonstances et les résultats de cette intervention.

Le 24 septembre 1908, un dégagement instantané de grisou, d'une grande violence, se produisit à front d'un bouveau de reconnaissance, à l'étage de 645 mètres du puits n° 8 de Belle-Vue, des Charbonnages Unis de l'Ouest de Mons.

Ce bouveau a 951 mètres de longueur totale ; les 300 derniers mètres, creusés en cul-de-sac, sont ventilés par canars ; à la suite du dégagement, ce tronçon était rempli de grisou et absolument inaccessible. Les deux bouveleurs et le porion boute-feu étaient tombés asphyxiés dans cette galerie.

L'Administration des mines, d'accord avec la Direction

de la Société charbonnière, requit l'aide des sauveteurs
vers 7 heures 1/2.

Le puits sinistré se trouve précisément, par rapport à la
station de sauvetage, à l'extrémité opposée du Borinage ;
il en est distant de 12 kilomètres.

La concentration des équipes se fit dans des conditions
satisfaisantes.

La première équipe, munie d'appareils Draeger à
casque, de réservoirs et de cartouches de rechange, de
deux grandes bonbonnes d'oxygène, ainsi que d'une boîte
de secours du Docteur Brat, fut transportée par voiture à
chevaux au siège n° 8, où elle arriva à 11 heures.

Après vérification des appareils, les sauveteurs, sous la
direction de l'ingénieur-instructeur, descendirent et arri-
vèrent à 12 heures à la limite de la zone inaccessible.

L'équipe pénétra immédiatement dans la partie infestée
et ne tarda pas à ramener les corps des victimes, qui furent
au jour à 13 1/2 heures. Elle put aussi procéder à diverses
constatations, poser les premiers devoirs de l'enquête admi-
nistrative et rétablir l'aérage par canars.

L'accessibilité de l'emplacement où gisaient les victimes
ne put être obtenue que 24 heures après, par la ventilation,
bien que celle-ci fût poussée à son maximum.

Nous ajouterons que la seconde équipe arriva, avec son
armement complet, à 14 heures, au siège n° 8.

Nous avons cru devoir donner cet aperçu sommaire
pour pouvoir en tirer cette conclusion, qu'après une
période d'instruction relativement peu longue, il ne s'est
produit dans l'équipe appelée à marcher, aucun flottement,
aucune hésitation, parce que les hommes avaient confiance
dans leurs appareils ; ceux-ci, ainsi que nous en avions
d'ailleurs la conviction absolue, se sont aussi bien
comportés que ceux qui les manœuvraient.

CHAPITRE V.

—

Appréciation des appareils.

—

Les observations faites à Frameries sont essentiellement d'un ordre pratique. Nous examinerons successivement les appareils dans l'ordre où ils sont décrits dans le chapitre Iᵉʳ de cette étude.

I. — APPAREILS A VENT SOUFFLÉ. — APPAREIL KÖNIG.

La description de ces appareils (p. 12) suffit à montrer combien ils sont simples ; ils ne comportent aucun organe mécanique délicat, ne nécessitent pas de matière chimique, de compresseurs spéciaux, ni de gaz emmagasiné sous pression élevée. Ils n'exigent donc aucun approvisionnement spécial, ne coûtent pour ainsi dire rien comme entretien, et sont toujours en ordre de marche. On peut s'en servir sans avoir d'entraînement, de sorte que n'importe quel ouvrier peut les utiliser sur-le-champ.

Leur emploi est donc des plus recommandables dans les cas, relativement assez rares, où l'on a à exécuter des travaux à poste fixe dans une atmosphère délétère, à proximité d'une voie où l'on dispose d'air pur ; un exemple typique de l'emploi de ces appareils est l'exécution d'une stoupure dans une voie de retour d'air envahie par des gaz irrespirables à la suite d'un incendie, en un point situé à moins de 200 mètres d'une prise d'air frais où l'on pourrait installer la soufflerie.

L'emploi de ces appareils s'est répandu déjà depuis longtemps en Allemagne où leur efficacité a été constatée

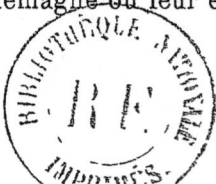

à maintes reprises, plus particulièrement dans la lutte contre les feux souterrains.

Le laboratoire de l'Etat dispose d'un appareil de ce genre construit par la Maison König, d'Altona; il a coûté:

Soufflerie (avec fourche pour alimenter
    deux hommes) . . . . fr. 225
200 mètres de tuyaux, avec raccords . » 990
2 casques . . . . » 200
1 tambour d'emmagasinement, avec
    caisse . . . . » 160

                   Total fr. 1,575

II. — APPAREILS A AIR EMMAGASINÉ SOUS PRESSION, SANS RÉGÉNÉRATION. — APPAREIL VANGINOT-MANDET.

L'appareil Vanginot-Mandet constitue en fait ce groupe à lui seul.

La mine qui l'adopterait, et qui serait pourvue d'un compresseur d'air à haute tension, serait absolument indépendante de l'extérieur, puisqu'elle produirait elle-même son air comprimé, et ne devrait pas acheter de matières chimiques, ni d'oxygène sous pression. Cette indépendance constitue évidemment un avantage considérable.

L'appareil est encore intéressant à d'autres points de vue : il est simple de construction, et paraît donc devoir être d'un entretien facile; tous ses organes sont ingénieux et bien étudiés; c'est le cas notamment pour le casque, fort bien conçu, et pour le dispositif permettant le remplacement des bonbonnes dans une atmosphère irrespirable; nous avons constaté que ce remplacement peut se faire rapidement et sans la moindre difficulté (voir fig. 5).

Mais nous devons dire qu'à notre avis, l'appareil ne

satisfait pas bien, dans sa forme actuelle, aux exigences du travail dans nos mines.

D'abord, la disposition des éléments qui le constituent n'est pas irréprochable; si l'on passait dans une galerie de petite section, on pourrait détériorer les sacs respiratoires, ainsi que les organes (flexibles, etc.) que le sujet porte sur le haut du dos. Il serait d'ailleurs fort facile de remédier à cette disposition défectueuse.

La durée pour laquelle l'appareil peut servir constitue un inconvénient plus sérieux : une paire de bonbonnes débitant 15 litres 1/2 d'air détendu à la minute, ne peut servir que pendant 80 minutes; même en conservant ce débit, qui est relativement faible, un sauveteur devrait donc, pour satisfaire aux prescriptions de l'arrêté royal du 23 juin 1908, disposer d'une paire de bonbonnes de rechange, qu'une autre personne, également munie d'appareils respiratoires, devrait interchanger avec les bonbonnes vides.

Il ne faut pas, cependant, exagérer l'importance de cet inconvénient : il sera toujours possible à une équipe de sauveteurs d'emporter avec soi une réserve suffisante de bonbonnes chargées, dans un chariot de mines qui pourra être conduit assez près des lieux d'emploi, pour qu'on puisse, sans trop de gêne, remplacer les bonbonnes vides par des pleines.

Mais un défaut plus grave de l'appareil est que le débit de l'air n'est pas suffisant pour permettre un travail un peu actif. Même en portant au maximum (33 litres par minute) la venue de l'air, c'est à peine si l'appareil permettait à nos hommes de faire au pas le tour de notre salle d'exercice, par les plans inclinés; après quoi, ils devaient s'arrêter pendant quelques minutes. Cependant, la quantité d'oxygène, débitée par l'appareil, est sensiblement plus grande que dans les appareils à oxygène comprimé, avec régénération. La cause de la gène qu'on ressent doit être recherchée dans le fait que l'air sortant des poumons y rentre en partie lors de l'aspiration suivante ; de sorte que la teneur en oxygène de l'air qu'on respire devient trop faible pour qu'on puisse supporter une certaine fatigue ; en effet, nous avons chargé d'oxygène pur une paire de bonbonnes, et avons constaté que l'appareil permettait alors d'exécuter sans éprouver de gène des travaux bien plus fatigants que ceux qu'on avait de la peine à faire avec un appareil chargé d'air comprimé.

Quoi qu'il en soit, il nous paraît que l'appareil Vanginot, sous sa forme actuelle, ne peut convenir pour nos mines, où la circulation n'est pas toujours aisée et où des sauveteurs peuvent avoir à exécuter des travaux comportant une grande dépense d'énergie.

Cet appareil est fort ingénieux, et il est à souhaiter qu'on arrive à le rendre pratique pour nos charbonnages, soit en augmentant le débit d'air (donc la réserve contenue dans les bonbonnes), soit en l'étudiant pour l'emploi de l'oxygène.

Un appareil complet, comprenant le casque, une paire de bonbonnes, le mano-détendeur, avec flexibles et raccords, coûte 700 francs. Une batterie de bonbonnes de rechange coûterait 150 francs et le prix d'un compresseur capable de comprimer à 175 atmosphères 6,500 à 7,000 litres d'air à l'heure (soit à peu près la consommation de cinq appareils), serait d'environ 2,000 francs.

Ce compresseur consomme 2 1/2 chevaux, de sorte que le prix de revient d'un exercice, en fournitures ou énergie consommée, n'est que de quelques centimes.

III. — APPAREIL A AIR LIQUIDE. — AÉROLITH.

Théoriquement, cet appareil présente aussi des avantages très importants : simplicité, absence de tout organe délicat (détendeur, soupapes, injecteur, etc.), par conséquent sécurité de fonctionnement quasi-absolue, débit d'air abondant permettant d'exécuter des travaux importants sans éprouver de gêne, encombrement et poids minimes.

L'Aérolith a été relativement peu essayé, à Frameries, à cause des difficultés d'approvisionnement d'air liquide; les quelques essais qui ont eu lieu ont été satisfaisants; néanmoins avec l'appareil du type primitif, des obstructions se sont produites dans la petite ouverture faisant communiquer entre elles les deux parties H^1 et H^2 du sac (fig. 6) où s'emmagasinent les produits de la respiration; la sortie de cet air ne se faisait donc plus régulièrement.

Dans les appareils construits récemment, cette ouverture a été agrandie et l'incident signalé ne paraît plus devoir se reproduire.

Un inconvénient grave de cet appareil est que la provision d'air liquide qu'on y emmagasine commence à s'évaporer dès que l'appareil est chargé; qu'on ait fait usage ou non de l'appareil, il est épuisé deux heures environ après avoir été rempli. Si donc les travaux auxquels on doit avoir accès sont un peu loin du puits, il faudra absolument transporter avec soi des vases contenant l'air liquide, et ne remplir l'appareil qu'au moment de pénétrer dans le milieu irrespirable; or, le transport au fond de ces vases fragiles, le remplissage de l'appareil dans les travaux souterrains ne se feront pas sans difficultés.

Mais l'obstacle le plus sérieux à l'emploi de l'Aérolith, est le prix élevé des fournitures qu'il nécessite.

Le prix de l'appareil même, rendu à Frameries, n'a été que de 300 francs, somme à laquelle il faut ajouter le coût d'une balance de contrôle (fr. 22-50), d'un masque (15 francs) ou d'une embouchure avec pince-nez (fr. 8-45).

Un exercice de deux heures nécessite 3 1/2 litres d'air liquide. Celui-ci coûte actuellement 5 francs le litre en Belgique, mais il doit être convoyé depuis Ougrée, où se trouve la seule fabrique belge d'air liquide; en outre, malgré les précautions avec lesquelles on le transporte et on le conserve, il s'évapore par jour environ 12 % de l'air emmagasiné.

Les ballons fort fragiles, en verre argenté, à double paroi, dans lesquels l'air est transporté, coûtent 45 francs. On voit immédiatement combien est élevé le prix de revient d'un exercice.

Si l'on voulait équiper une station de sauvetage avec des appareils à air liquide, il faudrait, d'après le règlement, avoir toujours en réserve l'air nécessaire pour travailler pendant quarante-huit heures avec cinq appareils, soit 420 litres d'air liquide. Rien que pour compenser la perte d'air résultant de l'évaporation, il faudrait chaque jour environ 50 litres d'air liquide. Au prix où est cet air, on ne peut donc guère songer à employer ces appareils.

Si l'on fabriquait soi-même l'air liquide, il reviendrait évidemment beaucoup moins cher : M. Suess évalue à 20 ou 30 centimes le kilogramme d'air liquide obtenu par le procédé Linde dans une grande fabrique marchant à pleine charge; mais les frais de premier établissement seraient fort élevés (1) : à Witkowitz, on a établi, pour 31,200 francs une installation permettant de fabriquer 5 litres d'air à l'heure (soit la consommation de trois appareils) ou 2.5 mètres cube d'oxygène; l'oxygène est utilisé pour les opérations métallurgiques; la puissance du moteur nécessaire est de 15 chevaux.

Nous pensons donc que, aussi longtemps que l'air liquide n'aura pas reçu d'emplois courants dans l'industrie, l'appareil Aérolith ne pourra pas, pratiquement, être employé pour le sauvetage dans nos mines.

_____

(1) Voir *Oesterreichische Zeitschrift für Berg- und Hüttenwesen*. 1908, n° 10, *Über flüssige Lüft und deren praktische Verwendung*, par O Suess.

IV. — Appareils a oxygène emmagasiné sous pression
avec régénération.

a) *Emploi d'un dispositif en étoile pour le remplissage.*
— Le remplissage des bonbonnes s'est fait, à Frameries,
d'abord au moyen d'une pompe à bras spéciale fabriquée par
la Westfalia. Mais la difficulté d'obtenir et de conserver
l'étanchéité de bourrages de part et d'autre desquels la dif-
férence de pression peut s'élever à 120 atmosphères, nous
a obligés à renoncer à cet appareil.

Nous avons préféré faire usage du dispositif représenté à
la figure 72 : sur une étoile à huit branches portant un

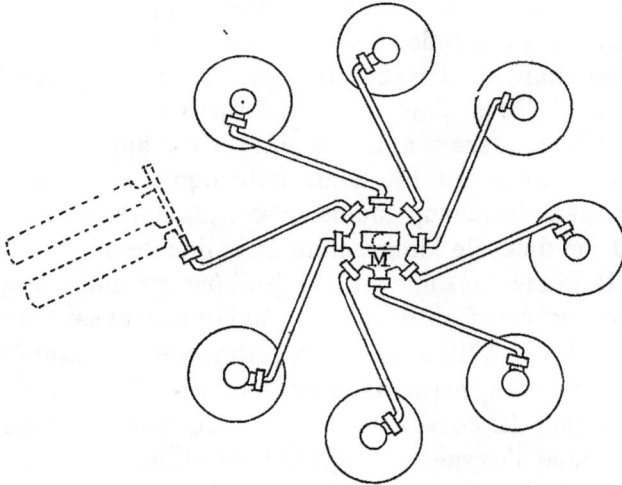

Fig 72.

manomètre de contrôle *M*, on peut fixer sept raccords
aboutissant à sept gros réservoirs à oxygène, ainsi qu'un
huitième raccord qui porte une soupape d'arrêt et qu'on
peut relier aux petites bonbonnes à remplir. Il est donc
facile de mettre en communication, rapidement, et sans
pertes de gaz, les bonbonnes à remplir, successivement avec
chacun des sept réservoirs à oxygène. La pression n'est

évidemment pas la même dans les sept réservoirs, et l'on a
soin de remplir les bonbonnes en puisant l'oxygène d'abord
au réservoir contenant ce gaz sous la pression la plus basse
puis à celui dont la pression est immédiatement supérieure,
et ainsi de suite.

On conçoit que, dans ces conditions, la pression diminue assez faiblement dans le réservoir à forte tension ;
l'oxygène est généralement fourni sous une pression de 120
à 125 atmosphères, et il est toujours possible de charger
ainsi les bonbonnes des appareils de sauvetage, à 100 atmosphères, pression qu'on ne peut guère dépasser non plus
avec une pompe, quand celle-ci ne marche qu'à intervalles
assez éloignés.

Le coût de cet appareil de remplissage, construit par la
Westfalia, a été de 130 francs.

b) *Détente de l'oxygène*. — Ainsi qu'il a été dit, tous les
appareils de ce groupe comportent un *détendeur* réduisant
la pression de l'oxygène emmagasiné dans les bonbonnes à
la pression atmosphérique. Le débit du détendeur est le plus
souvent constant (2 litres par minute) ; parfois il peut varier
entre certaines limites, le réglage se faisant, soit à la main
(Tissot), soit par l'aspiration plus ou moins profonde exercée par le porteur (Weg). Certains appareils (Weg, Fleuss)
portent en outre un *by-pass*, grâce auquel le porteur peut,
en cas de besoin, augmenter le débit de son appareil.

Les dispositifs où le réglage du débit est laissé aux soins
du sauveteur, peuvent donner lieu à une critique commune :
ils sont destinés à proportionner la consommation d'oxygène aux besoins du porteur ; mais, même quand il est au
repos, celui-ci a une tendance à porter le débit à son
maximum ; en cas d'accident, il aura autre chose à faire
qu'à se préoccuper de régler le débit du détendeur, de
sorte qu'en fait, la consommation d'oxygène dans ces

appareils ne sera pas moindre que dans les appareils à débit constant.

Le détendeur, quel qu'il soit, constitue l'organe le plus compliqué et le plus délicat de l'appareil ; il nous est arrivé un incident caractéristique avec un détendeur Draeger, lors des premiers essais faits avec cet appareil : à un moment donné, et bien que la pression des bonbonnes fût encore de 30 atmosphères, l'arrivée d'oxygène cessa tout-à-coup, sans raison apparente ; le représentant du fournisseur, qui se trouvait précisément au siège de sauvetage, démonta le détendeur croyant y trouver la cause de l'accident ; il n'y découvrit rien d'anormal, et après qu'il eut remonté le détendeur, l'appareil fonctionna régulièrement.

Quelques incidents analogues se sont déjà produits au cours d'exercices en Allemagne et en Autriche ; ils résultent de ce que la membrane du détendeur reste collée sur son siège, ou de ce qu'une particule de rouille bouche un orifice capillaire ; la cause première de ces incidents serait l'humidité de l'oxygène des bonbonnes. Aussi faut-il s'assurer, avant de charger l'appareil, que les bonbonnes ne contiennent plus d'eau.

En tout cas, alors que tous les autres organes des appareils de sauvetage peuvent être facilement visités, nettoyés et réparés par un homme un peu adroit, il faudra des ouvriers spéciaux pour réparer, si pas pour régler le détendeur.

c) *Régénération.* — La régénération des gaz respirés se fait par de la potasse ou de la soude caustique qui sont vendues en cartouches où la circulation méthodique des gaz est assurée par des chicanes convenablement disposées ; parfois ces matières se rangent à la main dans des récipients spéciaux qu'on introduit dans l'appareil au moment de l'endosser (Shamrock, Fleuss) ; parfois encore, on en fait des solutions (Tissot) qui sont versées dans des vases spécialement étudiés.

Le premier procédé (cartouches toutes préparées) nous paraît de loin le meilleur ; il faut évidemment que ces cartouches soient vendues par des fournisseurs consciencieux, de façon qu'on soit assuré de la pureté des produits qu'elles renferment ; on peut facilement vérifier l'état de conservation de ces produits en agitant les cartouches avant de les fixer sur l'appareil ; les granules de soude ou de potasse feront un bruit caractéristique aussi longtemps qu'ils seront en bon état ; mais, s'ils ont subi l'attaque de l'anhydride carbonique ou de la vapeur d'eau contenus dans l'air, les matières constitutives des cartouches se prendront en une masse cohérente qui ne fera plus entendre aucun son lorsqu'on agitera la cartouche. Un second moyen de vérification existe dans les cartouches Draeger ; elles portent une étiquette mentionnant leur poids au sortir de la fabrique ; une pesée fait savoir immédiatement si une certaine quantité d'anhydride carbonique ou de vapeur d'eau a été absorbée.

Le deuxième procédé (alcalis solides à ranger dans des récipients spéciaux avant de se servir de l'appareil) présente les inconvénients suivants : le chargement des récipients doit se faire au moment où le sauveteur va endosser l'appareil ; il ne peut être confié qu'à des ouvriers spéciaux qui se muniront de gants en caoutchouc, pour éviter les brûlures de la potasse ou de la soude caustique Ces manipulations sont relativement longues et sont désagréables. L'air n'est guère conduit aussi méthodiquement sur la matière régénératrice, qu'il l'est dans des cartouches bien conçues ; de sorte que l'anhydride carbonique et la vapeur d'eau ne sont pas aussi entièrement fixés ; le porteur ne peut donc pas exécuter de travaux aussi fatigants qu'avec les appareils où la régénération de l'air est plus complète.

Le troisième procédé (alcalis en solution, dans des récipients spécialement étudiés) est assez séduisant en principe ; il semble, en effet, que l'absorption du CO^2 doive se faire plus facilement par une solution de potasse ou de soude, que par de la potasse ou de la soude granulées; en même temps, la chaleur dégagée par la réaction est moins grande. En fait, la surface d'attaque offerte par la solution. qui est léchée seulement par les gaz respirés, est moins grande que lorsqu'on a affaire à des alcalis granulés, de sorte que la régénération se fait moins bien. D'un autre côté, en vue d'avoir la certitude que la solution caustique ne pénétrera pas dans les organes respiratoires du sauveteur, celui-ci est obligé, malgré la forme donnée au régénérateur, de tenir toujours la tête à un niveau supérieur à celui du régénérateur, et, le cas échéant, de ramper sur le côté droit, en évitant soigneusement de le faire sur le côté gauche. Cet assujétissement constitue, à notre avis, un inconvénient assez grave pour un appareil de sauvetage.

Pour vérifier jusqu'à quel point la régénération se fait convenablement, nous avons procédé à des prises d'essais de l'air entrant dans différents appareils, ainsi qu'il est montré à la figure 73.

La quantité de CO_2 contenue dans ces prises d'essais était ensuite dosée volumétriquement par absorption du CO_2 par KOH. Les résultats de ces analyses sont consignés dans les notes relatives à chaque appareil.

d) *Mode d'alimentation et isolement du sauveteur.* — Le sauveteur peut être isolé du milieu ambiant, de plusieurs façons : la respiration peut se faire par la bouche, les narines du sujet étant bouchées; inversement, elle peut se faire par le nez, la bouche étant fermée; enfin, elle peut se faire par la bouche ou le nez, le sauveteur ayant la tête recouverte d'un casque.

A part l'appareil Tissot, à respiration nasale, tous les autres appareils sont à embouchure ou à casque.

Les physiologistes sont unanimes à condamner la respiration buccale. La respiration normale se fait par le nez ; elle se fait à la fois par le nez et par la bouche en cas d'essoufflement, donc à la suite d'efforts un peu violents.

Sous le rapport de la facilité de respiration, les appareils à embouchure sont donc inférieurs aux appareils à casque, ainsi qu'à l'appareil Tissot.

En outre, la présence entre les lèvres et les dents d'une embouchure, ou bien du ferme-bouche Tissot, surexcite la production de salive; l'excès s'écoule sur le menton du sujet, ce qui est un ennui; en même temps ces organes empêchent de parler, ce qui est un inconvénient grave dans un sauvetage, où les hommes doivent parfois pouvoir discuter entre eux des mesures que comporte la situation; en aucun cas, ces appareils ne pourront être portés par le chef d'une équipe de sauveteurs, qui doit toujours pouvoir donner des ordres précis à ses hommes.

D'un autre côté, le casque, en empêchant l'évaporation de la respiration du sujet, élève la température du milieu où son visage est confiné; de plus le joint assurant l'étanchéité du casque, comprime plus ou moins les vaisseaux sanguins, et met ainsi obstacle à la circulation artérielle; ces deux causes peuvent favoriser la congestion chez des personnes dont le système circulatoire n'est pas irréprochable.

En général, à l'étranger, on rencontre des appareils à embouchure et à casque; là où le personnel accuse des préférences, elles se portent plutôt vers les appareils à casque (1).

A Frameries, où chaque homme a cependant son embouchure spéciale, nos ouvriers préfèrent tous les appareils à casque; ils ont eu pourtant l'occasion d'en faire usage dans des milieux dont la température dépassait 25° centigrades et où ils devaient faire une gymnastique assez vive (visite d'un chantier complet en plateure, à l'étage de

(1) En Westphalie cependant. les appareils a embouchure ont d'ardents défenseurs , voir *Bergmannisches Rettungs und Feuerschutzwesen in der Praxis*, par le Dr Ing. Ferd, Hagemann, pp 122 et 123.

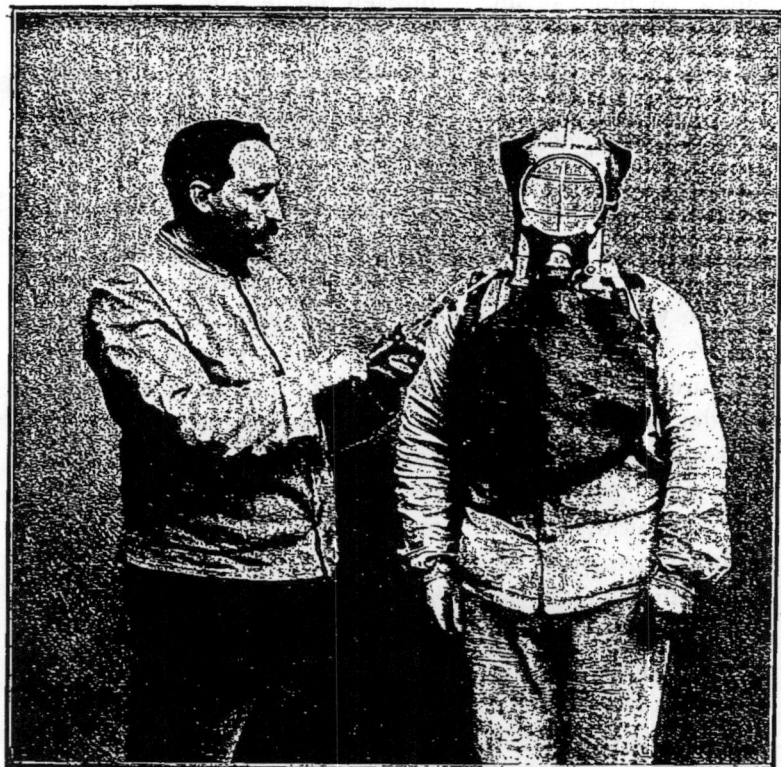

Fig. 73. — *Prise d'essai d'oxygène régénéré.*

850 mètres, dans une couche de 0^m80 d'ouverture, avec parties en étreinte) ; ils sont, disent-ils, entraînés à travailler dans des endroits où la température est élevée, et ils préfèrent souffrir un peu de la chaleur que de devoir tenir une embouchure entre les lèvres et les dents, avoir le nez bouché, devoir respirer par la bouche et ne pas pouvoir parler.

Personnellement, nous préférons aussi le casque, quand la température est relativement basse ; au delà de 25°, nous aimons mieux l'embouchure.

Dans tous les appareils à casque, sauf dans le Westfalia (ou Sécuritas), l'étanchéité est obtenue par un pneumatique ; celui-ci épouse parfaitement les irrégularités du visage, et forme un joint bien étanche, où la pression, uniforme, se répartit sur une assez grande surface.

Au contraire, dans le joint en caoutchouc plein de la Westfalia, la bande de caoutchouc ne s'applique bien que sur les personnes dont le visage est assez plein et régulier ; en outre, le bourrelet épais bordant le joint de caoutchouc exerce sur les parties saillantes de la figure une pression sensiblement plus forte que le pneumatique, ce qu'on constate facilement par l'examen des traces laissées sur le visage par l'appareil ; de telle sorte que le joint, tout en étant moins étanche qu'un pneumatique, s'oppose davantage à la circulation du sang du porteur. Ajoutons que les joints en caoutchouc plein sont évidemment plus robustes que les pneumatiques, mais que, cependant, rien ne permet de prévoir que ceux-ci puissent être endommagés au cours d'un exercice ; nous avons fait de nombreux exercices avec des casques à pneumatique et, si nous avons dû en remplacer un certain nombre qui avaient éprouvé des avaries, jamais celles-ci ne se sont déclarées au cours d'un exercice.

Nous dirons pour terminer ce qui a trait aux joints des

casques, que la Westfalia, qui seule fait des casques avec joints en caoutchouc plein, en vend également avec joints par pneumatique.

Quant à l'appareil à respiration nasale (Tissot 1907), il inspire à nos ouvriers, une répugnance plus grande encore que les appareils à embouchure ; un certain nombre d'entre eux prétextent de malformations du nez, de petites écorchures ou boutons aux narines, ou de rhumes de cerveau pour refuser de s'en servir. Peut-être mettront-ils plus de bonne grâce à l'employer au bout de quelque temps, quand ils y seront habitués. Actuellement, même les hommes chargés de l'entretien de la station éprouvent une certaine répulsion à nettoyer l'appareil nasal qui, après un exercice de quelque durée, est rempli d'eau de condensation.

Le Tissot 1909 ne présentera vraisemblablement plus le même inconvénient.

e) *Circulation des gaz.* — *Orifice équivalent de l'appareil.* — La circulation de l'air dans les appareils est souvent assurée par le jeu des poumons qui agissent comme une pompe aspirante et foulante commandant des soupapes placées sur les tuyaux d'arrivée d'air régénéré, et de départ des gaz respirés (appareils Fleuss, Weg, Tissot) ; dans d'autres appareils elle est assurée uniquement par un injecteur : l'oxygène sortant du détendeur entraîne avec lui l'air qui a passé à travers le régénérateur, crée un courant de sens constant dans tout l'appareil et amène ainsi l'air aux poumons (Shamrock), Westfalia (ou Sécuritas). Enfin, dans l'appareil Draeger, la circulation est assurée à la fois par injecteur et par soupapes.

On a reproché aux injecteurs la constance du débit, qui ne serait pas toujours aussi grand que le débit respiratoire d'un homme au travail ; de sorte qu'en cas de travail fatigant, un sujet portant un appareil où la circulation est activée uniquement par injecteur doit respirer une certaine quantité d'air qui n'a pas passé par le régénérateur et qui n'est donc pas complètement débarrassé de son anhydride carbonique. En outre, les gaz sortent des narines ou de la bouche d'un sujet, même au repos, avec une vitesse supérieure à celle de l'air régénéré circulant dans l'appareil, sous l'influence de l'injecteur; les gaz expirés refoulent ainsi le courant d'air régénéré sur une certaine distance, et le sujet aspire ensuite des gaz non complètement régénérés.

Les soupapes assurent beaucoup mieux la séparation des courants d'arrivée d'air pur, et de départ des gaz respirés. On leur reproche de créer une complication nouvelle de l'appareil, de pouvoir coller sur leur siège et de créer ainsi une résistance notable au passage de l'air, résistance que le sujet doit vaincre en respirant plus profondément, ce qui le fatigue; enfin elles pourraient se caler, empêchant complètement le fonctionnement de l'appareil. Nons pensons que ces reproches sont exagérés; si les soupapes n'ont pas un trop grand recouvrement sur leur siège, elles fonctionnent facilement, et si elles sont bien conçues, elles ne risquent pas de se caler. Ainsi, nous avons eu l'occasion d'essayer des centaines de fois les soupapes en mica Draeger; elles ont toujours fonctionné de façon irréprochable.

Dans l'appareil Draeger, le courant est assuré à la fois par des soupapes et par un injecteur; il nous est arrivé d'essayer des appareils où l'injecteur encrassé fonctionnait mal, ne donnant plus qu'un débit insignifiant d'air; néanmoins le porteur de l'appareil pouvait exécuter des travaux assez fatigants avec, il faut le dire, une gêne plus grande que dans les conditions normales; ceci justifie la présence dans cet appareil du double moyen d'assurer la circulation.

La section des flexibles, la disposition des organes, etc., influent évidemment sur la facilité avec laquelle la circulation peut se faire. Nous avons cherché à mesurer cette facilité. Pour celà, dans les appareils Shamrock, Draeger et Westfalia ou Sécuritas, nous avons mesuré la dépression créée par l'injecteur; puis, montant l'appareil de façon qu'il soit en ordre de marche, nous avons relié les deux flexibles aboutissant à l'embouchure, aux deux tubulures d'un compteur à gaz fonctionnant sous très faible pression. Nous avons ainsi obtenu le volume d'air circulant, dans chaque appareil, pour une dépression déterminée, ce qui nous a permis de calculer l'orifice équivalent de chaque appareil, au moyen de la formule :

$$a = 6{,}333 \frac{Q}{\sqrt{h}}$$

où Q représente le volume circulant dans l'appareil par minute, en litres, h la dépression en millimètres d'eau et a l'orifice équivalent en millimètres carrés (1).

Pour l'appareil Tissot, nous avons créé un courant en y insérant l'injecteur d'un appareil Draeger; les embouts étaient, naturellement, bouchés hermétiquement pendant ces essais.

Nous donnerons, dans les notes relatives à chaque appareil, les résultats auxquels nous sommes arrivés dans ces mesures.

f) *Dispositifs avertisseurs.* — Tous les appareils doivent donner au porteur un *avertissement* de la durée pendant laquelle ils peuvent encore fonctionner.

Ainsi que nous le dirons au chapitre « organisation des équipes », il est essentiel, qu'un sauveteur ne s'aventure

(1) Cette formule est identique à celle par laquelle Murgue calcule l'orifice équivalent d'une mine :

$$a' = 0{,}38 \frac{Q'}{\sqrt{h}}$$

où a' est exprimé en mètres carrés, et Q' en mètres cubes par seconde ; il suffit de remplacer a' par $\frac{a}{1{,}000{,}000}$ et Q' par $\frac{Q}{60\times1000}$ pour passer de la seconde à la première formule.

jamais seul dans une atmosphère irrespirable; on n'y pénétrera que par groupes de quatre ou cinq, y compris un chef d'équipe devant, entre autres choses, vérifier de temps à autre, la durée pour laquelle les appareils de ses hommes sont encore chargés; il le fera en consultant le manomètre dont tous les appareils sont munis.

Indépendamment de cette vérification, il est bon que le sauveteur lui-même soit averti du moment où il faut songer à la retraite.

Dans les appareils Weg, Fleuss, Tissot, ce desideratum est réalisé en plaçant le manomètre dans une position telle que le porteur puisse lui-même en lire les indications; ce dispositif nécessite, ou bien un flexible spécial, devant résister à haute pression, ou bien une disposition assez encombrante des organes, dont certaines parties délicates, telles que le manomètre lui-même, sont exposées à recevoir des coups, lors de l'exploration d'une galerie de petite section.

Dans les appareils construits par la Westfalia (Shamrock, Westfalia ou Sécuritas), un sifflet fonctionne depuis le moment où la pression dans l'appareil arrive à 30 atmosphères, jusqu'à ce qu'elle soit réduite à 25 atmosphères, soit pendant quatre minutes environ. Ce sifflet consomme une certaine quantité d'oxygène, minime il est vrai; il présente un inconvénient plus réel; c'est d'être un organe assez délicat, donc sujet à détérioration, ainsi que nous avons eu l'occasion de le constater sur des appareils Shamrock.

Nous rappellerons que la firme Draeger a résolu assez simplement cette question en munissant chacune des deux bonbonnes de son appareil, d'une soupape indépendante : normalement, une seule de ces bonbonnes est en service ; chaque fois qu'elle est vidée, ce dont le porteur ne tarde pas à s'apercevoir, il la remplit en ouvrant un instant l'autre bonbonne, qu'il a soin de refermer aussitôt. Il est ainsi averti à des intervalles de plus en plus rapprochés, que sa provision d'oxygène s'épuise.

Examinons maintenant successivement chacun des appareils à oxygène emmagasiné sous pression.

g) *Appareil Shamrock 1906.* — Ainsi que nous l'avons dit, la Société Westfalia, qui fabrique ce type, vend maintenant des appareils différents. Le Shamrock laissait, en effet, à désirer sous bien des rapports.

L'air n'étant pas conduit méthodiquement sur la matière régénératrice, ne se débarrassait qu'imparfaitement de son anhydride carbonique ; la proportion de ce gaz devenait donc assez forte à la fin des exercices. Il est arrivé plus d'une fois que des ouvriers avaient la face bleuâtre après s'être servi de cet appareil pendant 1 h. 1/2 à 2 heures ; d'autres ont souffert de maux de tête après les exercices.

D'un autre côté, le raccord en caoutchouc auquel se fixe l'embouchure pouvait se déformer au point d'intercepter pour ainsi dire toute circulation d'air, quand on marchait courbé, ce qui se présente fréquemment dans nos galeries de mines, souvent peu élevées.

C'est ainsi qu'avec un injecteur donnant une dépression de 72 millimètres (le détendeur débitant 2.4 litres d'oxygène à la minute), nous avons mesuré des volumes d'air circulant dans l'appareil de 25.6 ou 17.3 litres à la minute, suivant la position donnée à ce raccord en caoutchouc. Ces chiffres correspondent à des orifices équivalents de 19.1 ou 12.9 millimètres carrés.

Le sac contenant la matière régénératrice est relativement raide et encombrant ; il constitue une gêne, surtout lorsque les ouvriers doivent se servir d'outils, ou doivent se tenir sur les genoux.

La nécessité de manipuler de la potasse caustique pour remplir les caisses de matière régénératrice, cause un réel ennui et nécessite un personnel spécialement éduqué, pour le chargement et le nettoyage.

Des inconvénients graves se sont révélés au bout de quelques exercices, en ce qui concerne la construction même de l'appareil; des fuites se produisaient fréquemment aux soudures du tube refroidisseur; l'injecteur devait être visité et nettoyé une fois sur deux exercices en moyenne ; par suite d'une défectuosité de construction, le couvercle d'un détendeur a été un jour arraché de la boîte sur laquelle il est vissé, et projeté violemment contre un mur. Bref, après quelques exercices, l'entretien de cet appareil devenait très difficile, et notre personnel perdait toute confiance dans son fonctionnement.

Le prix du Shamrock est de 450 francs; muni d'un sifflet d'alarme, il coûte 525 francs. Il nécessite en outre l'achat d'une série d'embouchures, à raison de fr. 3-50 pièce (chaque ouvrier avait une embouchure spéciale, qui était désinfectée au formol, avant et après chaque exercice).

Comme tous les appareils à embouchure, celui-ci doit être accompagné, le cas échéant, de lunettes à fumée.

Le prix de revient d'un exercice, en fournitures, s'établit comme suit :

Oxygène : 240 litres à fr. 2-75 le m³ fr. 0.66
Matière régénératrice (une boîte de
    potasse caustique) . . . . » 3.75
Total fr. 4.41

Mais d'autre part, les frais d'entretien et d'amortissement sont fort élevés.

Le constructeur ayant lancé des types plus perfectionnés d'appareils, nous ne croyons pas devoir insister davantage sur celui-ci.

h) *Appareil Draeger à casque.* — La régénération de l'air se fait bien dans ces appareils. Au cours d'un exercice de deux heures, pendant lesquelles le porteur avait travaillé sans interruption (augmentation du poids des cartouches, 194 gr.), nous avons constaté que le courant d'air entrant dans le casque contenait seulement 2.5 à 2.8 $^\circ/_{\circ\circ}$ de CO^2.

Dans les exercices courants, nous n'employons qu'une seule cartouche fraîche et mettons en parallèle une seconde cartouche ayant servi, mais non encore tout-à-fait épuisée. Les hommes ne se fatiguent pas, en effet, de façon excessive au cours de ces manœuvres, et ils ne se sont jamais plaints de maux de tête après l'emploi de l'appareil. Il va de soi qu'en cas d'accident il faudrait faire usage de deux cartouches fraîches.

Pour des dépressions de 82 et 95 millimètres, nous avons mesuré, sur deux appareils différents, des circulations d'air de 26.8 et 29.9 litres par minute, correspondant à des orifices équivalents de 18.8 et 19.4 millimètres carrés ; nous avons également constaté que l'orifice équivalent de l'appareil est sensiblement le même au commencement et à la fin d'un exercice, donc, que la résistance d'une cartouche ne varie guère avant et après usage. Rappelons ici que la circulation est assurée non seulement par l'injecteur, mais aussi par l'action des poumons et le jeu des deux soupapes en mica.

L'encombrement de l'appareil Draeger est relativement faible : les organes portés sur la poitrine sont peu volumineux et éminemment compressibles ; ils n'empêchent donc guère les ouvriers de travailler et leur permettent de passer dans une section assez réduite : 35 centimètres de hauteur, mais ceci sur une longueur assez faible, naturellement.

Ainsi qu'il a été dit sous la rubrique « régénération », les cartouches peuvent être mises en place rapidement par un ouvrier quelconque, sans précautions spéciales. Leur augmentation de poids dépend de la quantité de CO² et de vapeur d'eau absorbées et peut servir, dans une certaine mesure, à contrôler le travail fourni par le porteur au cours d'un exercice de deux heures; elle peut aller à 250 et même 280 grammes (pour deux cartouches).

Cet appareil est d'un entretien assez facile; pendant assez longtemps on n'a eu aucune réparation à y faire; c'est seulement après une cinquantaine d'exercices, dont la moitié au fond, et ces derniers surtout détériorent les appareils, qu'il a été nécessaire de faire quelques réparations à certains organes; actuellement, chacun des huit appareils dont nous disposons a servi à une centaine d'exercices, dont trente au fond.

Nous avons dû procéder aux réparations suivantes :

Renouvellement des flexibles (les anciens étant encore partiellement utilisés pour les exercices dans des milieux non asphyxiants) (1);

Réparation (avec de la toile caoutchoutée) ou renouvellement d'une partie des sacs respiratoires;

Remplacement de trois pneumatiques qui avaient été crevés accidentellement en dehors du service; placement d'une petite pièce à un autre pneumatique (suivant le mode en usage pour les réparations des pneus de vélos):

Remplacement d'une poire de pneumatique:

Démontage et nettoyage de chaque injecteur, à deux ou trois reprises, dès que la dépression qu'il donne devient inférieure à 7 centimètres d'eau.

Toutes ces réparations ont été faites chez nous, par notre personnel. Mais nous avons dû renvoyer chez le fournisseur trois détendeurs, dont le débit était devenu trop faible par l'obstruction partielle d'un capillaire.

Les appareils, qui nous ont coûté 485 francs (rendus),

(1) A partir de 1909, nous dit-on, les flexibles seront recouverts d'une double enveloppe protectrice de toile, ce qui augmentera sensiblement leur durée.

sont portés, au dernier catalogue, au prix de 423 francs (y compris dix cartouches).

Le prix d'un exercice ordinaire (1) s'établit comme suit, en ce qui concerne les fournitures seules :

Oxygène : 240 litres à fr. 2-75 . . . fr.   0-66
Une cartouche fraîche (y compris port et
    douane) 3-29
                                    Total. . fr.   3-95

Comme il est dit plus haut, après un accident, il faudrait faire usage de deux cartouches fraîches, ce qui porterait le prix des fournitures à fr. 7-24.

Le constructeur reprend la partie métallique des cartouches pour 55 centimes (somme dont il faut déduire les frais de retour à l'usine).

Signalons en passant que la Société Westfalia vend également des cartouches destinées aux appareils Draeger, mais nous pensons qu'il vaut mieux se fournir de cartouches chez le fabricant de l'appareil auquel elles sont destinées.

Les frais d'entretien et l'amortissement des appareils Draeger sont relativement peu élevés.

---

(1) La firme Draeger vient de mettre dans le commerce des cartouches dites « d'exercice », que nous n'avons pas encore eu l'occasion d'essayer ; elles sont destinées aux sauveteurs entraînés qui doivent revenir périodiquement à la station, de manière à rester en contact avec leur instructeur et à ne pas oublier le maniement des appareils. D'après Draeger, on peut se contenter d'exercer ces hommes pendant 30 à 40 minutes, et telle est la durée pendant laquelle peuvent fonctionner les nouvelles cartouches, dont l'emploi permet de réaliser une économie importante.

Leur enveloppe est en tout semblable à celle des cartouches ordinaires; elle contient des couches de *luffa* (éponge végétale), qu'on imprègne avant chaque exercice d'une solution de potasse caustique ; après usage, la cartouche est lavée à grandes eaux, puis passé dans un exsiccateur a force centrifuge ; elle peut alors servir à nouveau

Le prix de revient d'un exercice de 30 à 40 minutes ne s'élèverait, grâce à ces cartouches, qu'à 50 ou 60 centimes.

i) Casques Draeger avec lampe électrique et téléphone. — Nous ne dirons que quelques mots du dispositif d'éclairage avec lampe à accumulateur que la firme Draeger adapte, sur demande, à son casque. Ces accumulateurs ne fonctionneront pas de façon courante, et nous pensons que leur entretien sera assez difficile. D'un autre côté, les fils reliant l'accumulateur à l'ampoule ne sont pas assez protégés pour que la lampe puisse être admise dans une mine à grisou. Nous ne croyons donc pas que ce dispositif ait quelque chance de succès en Belgique.

Quant au téléphone reliant le chef d'équipe au personnel resté dans l'air pur, il fonctionne très bien, et son emploi est fort recommandable; il serait cependant utilement modifié si l'on déplaçait le microphone placé au bas du casque; la transpiration qui se condense sur les parois de celui-ci pourrait en effet s'écouler dans cet organe, étant donné du moins sa disposition actuelle.

j) Appareil Draeger à embouchure. — Ce que nous avons dit du Draeger à casque s'applique au Draeger à embouchure.

La fermeture des narines est assurée par un pince-nez, à vis, permettant la suppression des tampons d'ouate vaselinée et retenu par une courroie entourant la tête, de sorte que le porteur ne saurait le perdre en aucune circonstance.

L'appareil complet coûte, d'après le dernier catalogue, 393 francs (y compris 10 cartouches). Les sacs de respiration avec embouchures, pince-nez et lunettes à fumées coûtent ensemble 130 francs.

k) Appareil Westfalia type 1907. — C'est un type de transition entre le Shamrock et le Westfalia 1908. Il n'a été construit que pendant quelques mois, de sorte que nous croyons inutile d'en faire la critique ici.

l) *Appareil Westfalia type 1908*. — Cet appareil est trop récent et a fait l'objet de trop peu d'essais à Frameries, pour que nous puissions donner à son sujet une appréciation définitive.

La régénération s'y fait bien; lors d'un récent essai de deux heures, nous avons trouvé que la teneur en CO_2 de l'air arrivant dans le casque, variait de 2.5 à 3.1 $°/_{oo}$ (augmentation de poids de la cartouche : 131 grammes).

Sous une pression de 100 millimètres d'eau, cet appareil a donné une circulation de 31.4 litres à la minute, ce qui correspond à un orifice équivalent de 19.9 millimètres carrés. Rappelons que la circulation est ici assurée par le fonctionnement de l'injecteur seulement.

L'encombrement de cet appareil est sensiblement le même que celui du Draeger.

Il ne nous est pas possible de donner dès maintenant d'appréciation sur le coût de son entretien. Nous en avons un en fonctionnement; il a servi à quinze exercices (à la surface); le détendeur a dû être envoyé en réparation une fois chez le fournisseur; à part cela, l'appareil s'est bien comporté jusqu'ici.

L'injecteur a maintenant la pointe en bas, comme dans le Draeger, et ne paraît plus devoir s'encrasser aussi fréquemment que dans le Shamrock. Le réfrigérant, d'une pièce, est solide.

Nous avons signalé à la page 109 que le joint de visage en caoutchouc du Westfalia n'était pas aussi hermétique que le pneumatique et serrait la figure plus fortement que ce dernier; le constructeur annonce des casques munis de pneumatique. Nous n'avons pas eu jusqu'ici l'occasion d'en essayer.

L'appareil à casque coûte 435 francs; celui à embouchure 375 francs. L'adjonction d'un sifflet d'alarme entraîne un supplément de 46 francs.

Le prix d'un exercice, en fournitures, s'établit comme suit :

240 litres d'oxygène à fr. 2-75 . . . fr.   0-66
Une cartouche fraîche interchangeable
(plus port et douane)   6-40

Total. . fr.   7-06

Ajoutons que la Westfalia vend des cartouches plus petites pouvant servir une heure, pour les exercices courants.

Nous n'avons pas eu l'occasion d'expérimenter les appareils *Fleuss, Weg* et *Davidson* sur lesquels il ne nous est donc pas possible de fournir des résultats d'essais. Les appréciations générales données aux pages 104 et 113, permettent d'ailleurs de prévoir dans une certaine mesure ce qu'on peut attendre de ces appareils.

La British Life Saving Apparatus Co, à qui nous avions demandé un appareil Weg, a répondu, ainsi qu'il a été dit précédemment, que cet appareil n'était pas encore dans le commerce.

m) *Appareil Tissot, type 1907.* — Cet appareil n'a pu nous être fourni qu'il y a très peu de temps, en décembre 1908, et n'a donc fait l'objet que de quelques essais isolés.

Nous avons dit, aux pages 104, 107, 108 et 110, ce que nous pensions du détendeur à débit variable, de la respiration nasale et de la régénération par solution alcaline.

Nous avons mesuré, au cours d'un exercice de deux heures (où le détendeur avait été réglé pour un débit de 2 litres d'oxygène à la minute), la quantité de CO_2 contenue dans l'air arrivant à l'appareil nasal. Elle a été trouvée varier de 12.2 à 17.4 $°/_{oo}$, chiffres sensiblement supérieurs à ceux qu'on obtient avec des alcalis granulés, et que nous attribuons à la grandeur de la surface de contact entre les gaz et la masse régénératrice ; elle est moindre dans l'appareil Tissot que dans les appareils Draeger et Westfalia.

Un injecteur donnant une dépression de 112 millimètres d'eau, intercalé dans le circuit de cet appareil y a donné une circulation d'air de 25.1 litres à la minute, ce qui correspond à un orifice équivalent (page 112) de 15 millimètres carrés.

Nous ne pouvons évidemment pas donner de renseignements précis sur l'entretien de cet appareil avec lequel nous n'avons fait que quelques exercices. Nous craignons cependant que, dans nos mines à galeries fort petites, les manomètres ne reçoivent des chocs de nature à les endommager et que la caisse en bois contenant le sac respiratoire ne soit assez rapidement détériorée.

Le prix de cet appareil est de 525 francs.

Un exercice coûte, en fournitures :

Oxygène. . . . . fr. 0-66
Une boîte matière régénératrice vendue
    par le constructeur de l'appareil. . . 5-00

                            Total. . fr. 5-66

n) *Appareil Tissot, type 1909*. — Fidèles à la règle que nous nous sommes imposée et qui nous interdit de donner des appréciations sur des appareils que nous n'avons pas eu l'occasion d'essayer, nous ne pouvons signaler que pour mémoire les perfectionnements apportés, en 1909, par M. Tissot à son appareil ; l'appareil qui nous a été fourni en décembre 1908 n'en était pas muni et, au moment où nous écrivons ces lignes, le masque n° 4 n'a pas encore reçu sa forme définitive.

Disons cependant que, si les masques du type 1909 sont bien étanches, leur emploi constituera une amélioration très sensible de l'appareil Tissot.

V. — Appareils a oxygène dégagé par réaction chimique.

a) *Pneumatogène II.* — Les appareils Neupert-Bamberger, à superoxyde de soude et de potasse, connus dans le commerce sous le nom de Pneumatogène II sont tout-à-fait séduisants en théorie ; ils sont très simples, peu pesants, peu encombrants ; ils n'ont ni soupapes, ni détendeur, ni aucun organe délicat dont on ait à se méfier.

Malheureusement, la pratique leur a fait reconnaître de très graves défauts :

Le débit d'oxygène est loin d'être suffisant, et nos hommes ne pouvaient pas faire deux fois le tour de la salle (en montant par les plans inclinés *c* ou *e* des figures 60 et 64), sans souffrir du manque d'air (l'*Atemnot* des Allemands) ; aussi les ouvriers refusaient-ils d'endosser cet appareil plus de deux fois, à moins qu'on ne leur permette de rester dans la salle d'exercice, sans se fatiguer.

La narration d'accidents survenus à Gneisenau et à Fohnsdorf, où deux de ces appareils ont pris feu spontanément dans les travaux souterrains, a achevé de nous décider à renoncer à ce type. De la salive et du CO^2 en excès étaient arrivés en contact avec le superoxyde ; celui-ci était entré en fusion, et avait brûlé les rondelles de caoutchouc des cartouches, ou même, avait donné lieu à des espèces d'explosions internes, dues peut-être à la présence dans les cartouches, d'impuretés d'origine organique.

Il est bien certain que les modifications apportées depuis lors à cet appareil (changement du réservoir à salive, substitution de rondelles en asbeste aux rondelles en caoutchouc, placement de toiles métalliques aux extrémités de la cartouche pour arrêter les flammes) ont diminué, si pas supprimé, les risques d'incendies ; il n'en est pas moins vrai que la haute température des cartouches à la fin de l'exercice (200° centigrades) doit être considérée comme un inconvénient du système, inconvénient qu'on parviendra, espérons-le, à vaincre.

Nous comptons essayer le dernier type de pneumatogène, qui est annoncé, dès qu'il sera dans le commerce.

Le pneumatogène II coûtait 315 francs.

Le prix de revient d'un exercice, en fournitures, s'élevait à :

Oxygène (11 litres à fr. 2-75 le mètre cube) fr.   0-03
3 cartouches à 5 francs . . . . »   15-00
                                                            fr.   15-03

b) *Pneumatogène I.* — Les critiques adressées au Pneumatogène II s'appliquent évidemment au Pneumatogène I.

Cet appareil appelé aussi « Pneumatogène *Selbstretter* », était destiné aux ouvriers pouvant se trouver subitement dans une atmosphère irrespirable, et devait leur servir à sortir de la zone infestée, à allure modérée, sans fournir aucun travail.

L'idée de munir chaque mineur d'un appareil respiratoire a été défendue par divers auteurs, notamment par le K. K. Bergrat J. Mayer (1) et par M. W. E. Garforth (2). Mais elle donne lieu à des critiques nombreuses. C'est ainsi que M. le Dr Böck, un des inventeurs du Pneumatogène I, qui est l'appareil le plus indiqué pour ce genre d'usages, dit (3) :

« L'idée d'employer le pneumatogène comme *Selbst-* » *retter*, c'est-à-dire d'en donner un exemplaire à chaque

(1) *Oesterreichische Zeitschrift für Berg- und Hüttenwesen*, 1908, no 49, pp. 610 et 611.
(2) *Bericht über den 1sten Internationalen Kongress für das Rettungswesen zu Frankfurt*, 1908, p. 660
(3) *Oesterreichische Zeitsschrift für Berg- und Hüttenwesen*, 1908, pp. 570 et 572.

» mineur, n'a jamais été admise ; non pas que les qualités
» de l'appareil s'y opposent, mais parce qu'il semble impos-
» sible de conserver en ordre de marche un appareil qui
» restera peut être des années dans les mains du personnel
» avant d'avoir à être utilisé ». D'après le Dr Böck, le
Pneumatogène I est destiné maintenant à pénétrer dans
des atmosphères irrespirables quand on prévoit que le
séjour à y faire sera court et ne comportera pas de grandes
fatigues.

Il serait évidemment très utile de confier à ceux des
mineurs qui sont le plus exposés à l'asphyxie, notamment
aux ouvriers occupés à des travaux préparatoires dans nos
mines à dégagements instantanés, de leur confier, disons-
nous, des appareils dont ils puissent s'équiper en quelques
secondes, et qui leur permettent de parcourir quelques
centaines de mètres dans une atmosphère irrespirable.
Mais nous ne croyons pas que le Pneumatogène I, ni
encore moins aucun des appareils de sauvetage existant
actuellement, puisse être utilisé à cet usage.

CHAPITRE VI.

—

**Commentaires sur le règlement belge concernant l'emploi
des appareils respiratoires dans les mines (1).
Comparaison avec les règlements étrangers (2).**

—

a) *Article premier*. — L'article premier du règlement
belge prescrit aux mines, possédant un ou plusieurs sièges
d'exploitation classés dans la deuxième ou la troisième
catégorie, c'est-à-dire dont le gisement est franchement
grisouteux ou est à dégagement instantané, d'être munies
de dépôts d'appareils respiratoires portatifs.

Les sièges dont les exploitations sont peu ou pas grisouteuses sont exemptés de l'obligation de posséder de semblables appareils, en raison de ce que les accidents au
cours desquels ceux-ci pourraient rendre des services y sont
infiniment plus rares. Cette éventualité se restreint aux
incendies provoqués par une cause étrangère; en effet, les
charbons de nos gisements peu ou pas grisouteux ne sont
pas spontanément inflammables; de plus, ces charbons, en
très grande majorité du moins, ne sont pas aptes à donner
lieu à des explosions de poussières par suite, pour les uns,

---

(1) Voir le texte en annexe.
(2) Voir les textes en annexes.

de leur cohésion ou, pour les autres, de leur faible teneur en matières volatiles.

Une deuxième raison justifie l'exemption dont bénéficient les sièges de première catégorie et les sièges non grisouteux; ceux-ci, en effet, se répartissent de telle sorte que, sauf quelques cas assez rares, ils se trouvent relativement peu distants de sièges de deuxième et de troisième catégorie, aux équipes desquels ils pourraient utilement avoir recours.

Plusieurs charbonnages possèdent, en même temps que des sièges classés en première catégorie, d'autres puits classés en deuxième, et par conséquent doivent posséder des appareils respiratoires.

Les quantités de charbon extraites, en 1907, respectivement par les sièges qui doivent être munis ou non d'appareils, sont indiquées dans le tableau suivant pour chacune des régions minières et pour l'ensemble du royaume :

RÉGIONS	Sieges non grisouteux et classés en première catégorie.	Sieges classés en deuxième et troisième catégories.
Couchant de Mons . .	2,261,000	2,754,230
Centre.	2,858,220	682,880
Charleroi	4,191,220	4,279,440
Namur.	744,780	154,280
Liége	1,943,550	3,735,490
	11,998,770	11,606,320

Il appert de ce tableau que chaque région minière possèdera un armement convenable en appareils respiratoires.

Le règlement belge n'a pas visé les minières et carrières souterraines. Aucune d'elles n'exploite de gisement combustible ou inflammable.

D'autre part, elles sont de peu d'importance : ainsi, en

1907, 148 ouvriers seulement étaient occupés à l'intérieur des trois mines métalliques actives en Belgique, et 169 ouvriers à l'intérieur des six sièges d'exploitations libres de minerais de fer.

Pendant le même exercice, les 481 carrières souterraines avaient une population intérieure de 2,762 ouvriers, soit moins de 6 ouvriers par siège. Dans la province de Luxembourg, le nombre moyen des ouvriers du fond, par siège, bien que le plus élevé du royaume, n'est que de 15.

Passons rapidement en revue les limites dans lesquelles les appareils respiratoires ont été rendus obligatoires dans les autres pays miniers.

En Autriche (bassin de Mährisch-Ostrau), cette obligation a été restreinte aux mines grisouteuses.

Dans les autres pays, où une réglementation est intervenue, Allemagne, France, Russie, il n'est fait aucune distinction entre les charbonnages, qu'ils soient grisouteux ou non, poussiéreux ou non. En Bohême, toutes les mines doivent être pourvues d'appareils respiratoires ; mais le nombre de ceux-ci et leur type (1re ou 2me classe) peuvent varier avec les dangers plus ou moins grands présentés par les exploitations. Dans certains bassins allemands, on constate quelques restrictions à ce sujet ; ainsi, en Alsace-Lorraine, le règlement vise uniquement « les mines de charbon et de bitume où l'inflammation du gîte peut causer un incendie souterrain » ; dans le duché d'Anhalt, il est spécifié que les appareils ne sont imposés que dans « les mines de houille où un échauffement spontané de charbon est à craindre ».

En France et en Russie, l'emploi des appareils respiratoires est étendu aux exploitations souterraines de toute nature. Empressons-nous de faire remarquer qu'en France un correctif très important est apporté à cette généralisation : sont, en effet, exemptées des dépôts d'appareils les exploitations souterraines quelconques (charbonnages, minières, carrières) qui occupent 100 ouvriers ou moins au poste le plus chargé. Font aussi exception, en Russie, les mines qui exploitent un produit incombustible et ne font pas usage de soutènement en bois. Dans ce pays, les mines qui occupent moins de 50 ouvriers et qui se trouvent à une distance moindre de 1,600 mètres d'un charbonnage important, bénéficient d'une réduction du nombre d'appareils imposés, ainsi que nous le verrons plus loin.

Enfin, en Allemagne, les appareils sont obligatoires dans les mines de sel de plusieurs districts; on sait que ces gisements dégagent des gaz asphyxiants et explosifs.

b) *Article 2.* — L'article 2 fixe le *nombre d'appareils* à 1/2 % du nombre d'ouvriers occupés au fond, avec un minimum de 5 et un maximum de 10 par mine.

Le nombre d'ouvriers du fond a été choisi comme base de préférence au nombre d'ouvriers du poste le plus chargé pour que le contrôle soit plus aisé. Le rapport entre ces deux chiffres est sensiblement constant dans les mines de Belgique et égal à 3/2.

Les règlements étrangers fixent le nombre des appareils proportionnellement au chiffre du personnel du poste le plus nombreux.

En admettant cette base, il est de :

3/4 % en Belgique ;
1 + 1/2 % en France ;
2 % en Autriche (Ostrau-Karwin);
2 % en Hollande (dont 1 % éventuellement à vent soufflé);
2.66 % en Russie.

En Bohême, le nombre des appareils est fixé dans chaque district par l'Ingénieur des mines; mais, en fait, ces prescriptions diffèrent peu d'une circonscription à l'autre, et nous prendrons comme type, la réglementation en vigueur dans le district de Brüx.

Dans celui-ci, le nombre d'appareils varie avec l'importance du personnel du poste le plus chargé et avec le classement de la mine. De plus, les appareils sont répartis en deux classes : appartiennent à la première classe ceux qui peuvent alimenter pendant 1 1/2 heure un ouvrier exécutant un travail notable ; appartiennent à la deuxième, ceux qui permettent un séjour d'une heure dans un milieu irrespirable.

Le nombre des appareils est fixé comme suit :

CLASSEMENT DE LA MINE	Nombre d'ouvriers du poste le plus chargé	Nombre d'appareils	Classement de l'appareil
Mines de la 2me ou de la 3me catégorie des mines à grisou	inférieur à 200	5	1re
id.	200—400	10	1re
id.	supérieur à 400	15	1re
Mines sans grisou et mines grisouteuses de la 1re catégorie, peu poussiéreuses, peu sujettes aux incendies.	inférieur à 200	5	1re et 2me
id.	200 et au dessus	5	1re

De plus, pour les mines peu étendues, peu poussiéreuses, peu sujettes aux incendies, dont le personnel du poste le plus nombreux ne dépasse pas 100 ouvriers, l'Ingénieur des mines peut admettre des tempéraments aux règles qui précèdent.

Dans les principaux bassins allemands, où existe une réglementation (Haute-Silésie, Saarbrücken, Aix-la-Chapelle), il est prévu deux appareils par siège, ce qui, étant donnée l'importance du personnel occupé par puits d'extraction, correspond, dans la majeure partie des cas, à moins de 1 % du poste le plus chargé.

Le règlement de l'inspection de Breslau prévoit cependant que le nombre d'appareils par siège peut être augmenté à la demande de l'Ingénieur des mines.

En fait, il résulte de statistiques administratives que le pourcentage des appareils dans divers bassins allemands par rapport au personnel *total* du fond était, en *1907*, respectivement de :

0.782 % en Haute-Silésie ;

0.382 % en Westphalie ;

0.362 % à Sarrbrucken ;

Ces chiffres devraient certainement être augmentés pour correspondre à l'état actuel. Si nous supposons qu'en Belgique il ne se forme aucune centrale, commune à plusieurs charbonnages, simple hypothèse destinée à permettre de déterminer le nombre réglementaire d'appareils, nous trouvons approximativement 376 appareils pour l'ensemble du pays, dont 239 pour le Hainaut et 137 pour le bassin de Liége.

A titre de comparaison avec les valeurs ci-dessus données, le chiffre proportionnel d'appareils au nombre total d'ouvriers du fond occupés dans les charbonnages, grisouteux ou non, serait en Belgique de 0.360 % dans l'hypothèse du nombre maximum réglementaire d'appareils.

En Autriche (bassins de Bohême et d'Ostrau-Karwin) et en Russie, le règlement impose un certain nombre d'appareils et un dépôt par mine, ainsi qu'il en est chez nous.

En Allemagne, au contraire, deux appareils doivent se trouver à chaque siège d'exploitation. Le règlement de l'inspection de Bonn dit cependant que les appareils peuvent être concentrés dans un dépôt, d'où ils doivent pouvoir être rapidement apportés aux différents sièges.

En France, le règlement prévoit également un certain nombre d'appareils par siège. Ce chiffre est de 2 si la mine possède un poste central ou est affiliée à une station centrale ; dans le cas contraire, ce nombre est de 2 pour les 200 premiers ouvriers du poste le plus important, plus 1 appareil en sus par 200 ouvriers.

En Bohême (district de Brüx, choisi comme type), 5 appareils doivent se trouver à chaque puits classé dans la 2me ou dans la 3me catégorie des mines grisouteuses. Il est tenu compte de ces appareils pour établir le chiffre réglementaire d'appareils par mine, donné précédemment.

Cet éparpillement des dépôts d'appareils à chaque siège n'a d'autre but que de hâter l'arrivée des sauveteurs sur les lieux sinistrés.

Cet avantage, tout au moins dans notre pays, où les concessions ne sont pas bien vastes et où les sièges d'une même mine sont généralement peu distants, est plus apparent que réel.

Dès l'annonce d'un accident, il faudra généralement un certain temps pour que les sauveteurs, au jour, soient réunis à l'orifice du puits ou que ceux qui se trouveraient dans les exploitations soient prévenus et concentrés en un point déterminé.

Pendant ce temps, la station de sauvetage, avisée téléphoniquement, aura expédié les appareils au siège sinistré par les voies les plus rapides.

D'autre part, nous considérons comme dangereux d'envoyer dans une atmosphère irrespirable un groupe de sauveteurs comprenant moins de cinq hommes, ainsi que nous le dirons plus loin. Dans la très grande majorité des sièges d'exploitation en Belgique, les postes les plus nombreux varient de 200 à 400 ouvriers. Si les prescriptions des règlements français et allemands étaient appliquées à ces sièges, chacun d'eux devrait avoir deux ou trois appareils. Nous considérons qu'il serait très imprudent d'envoyer en avant dans la région infestée ces deux ou trois sauveteurs et, partant, s'ils doivent attendre l'arrivée des sauveteurs d'autres sièges ou d'une centrale, l'avantage d'avoir des appareils à chaque puits s'atténue fortement ou disparait. C'est pour ces différentes raisons que le règlement belge prévoit la concentration des appareils en un dépôt par mine ou dans une station commune à plusieurs mines.

En Belgique, tout dépôt desservant une mine doit avoir au moins cinq et au plus dix appareils. Un nombre minimum est également prévu en Autriche, en Bohême et en Russie : il est respectivement de dix, de cinq et de six dans ces pays. Aucun maximum n'est indiqué. En France, le nombre minimum est fixé à deux, s'il y a un poste central ou une station commune; dans le cas contraire, il varie de deux à six.

Enfin, en Allemagne dans les bassins pourvus de règlements sur la matière, un nombre fixe de deux appareils par siège est indiqué, quelle que soit l'importance de celui-ci.

c) *Article 3.* — L'article 3 impose l'usage des types d'appareils les plus perfectionnés, réalisant une durée minimum d'emploi de 1 $^1/_2$ heure, dans les milieux irrespirables. Il fixe l'approvisionnement des dépôts, de façon que celui-ci puisse suffire à l'alimentation de tous les appareils de la station pendant 48 heures au moins.

La sélection expérimentale qui résulte des longs essais auxquels de nombreux types d'appareils ont été soumis à la station de Frameries nous fait un devoir de dire que la prescription réglementaire en ce qui concerne l'usage des types les plus perfectionnés ne doit être nullement considérée comme une pure clause de style.

Le choix devra se limiter aux quelques appareils reconnus les meilleurs ou à ceux qui verraient le jour ultérieurement et présenteraient les mêmes garanties.

La durée requise du fontionnement, 1 1/2 heure, n'est

nullement exagérée. Il existe plusieurs types permettant un travail moyen pendant deux heures révolues.

La durée minima de fonctionnement est fixée à 1 heure dans les règlements autrichiens (bassin d'Ostrau-Karwin), français et russe.

En Bohème, ainsi qu'il a été dit antérieurement, les appareils sont répartis en 1re ou 2me classe, suivant que la durée du fonctionnement est de 1 1/2 ou 1 heure.

Cette durée n'est pas visée dans les règlements allemands et hollandais.

La réglementation étrangère est muette quant à la quotité d'approvisionnement des dépôts, sauf en Bohème où il est prévu que les réserves doivent toujours être en quantité suffisante pour alimenter tous les appareils pendant deux exercices complets.

d) *Article 4.* — L'article 4 vise les conditions d'installation et de fonctionnement du dépôt, lesquelles seront déterminées par la Direction de la mine, d'accord avec l'Ingénieur en chef Directeur de l'arrondissement minier dont relève le charbonnage.

Cette prescription est commune à la plupart des règlements étrangers.

e) *Article 5.* — L'article 5 fixe à 4, par appareil, le nombre de personnes à exercer à l'emploi de ceux-ci. Les sauveteurs seront des ouvriers expérimentés, connaissant les travaux; ils seront choisis parmi le personnel des différents postes; ils habiteront, autant que possible, près de la station. Leur adresse sera affichée au dépôt. Les membres des équipes seront exercés périodiquement.

Le chiffre de quatre personnes par appareil a été fixé d'après les considérations précédemment émises lorsque nous avons parlé de l'organisation des équipes de la station de l'Etat à Frameries. Trois ouvriers par appareil sont

nécessaires pour assurer la continuité d'emploi de celui-ci,
grâce aux bonbonnes et cartouches de rechange, chaque
ouvrier reprenant le service de l'appareil après un repos
intercalaire de quatre heures. Le quatrième ouvrier par
appareil a pour but de parer aux absences, évaluées à 25 %.
Les autres prescriptions de l'article 5 se justifient d'elles-
mêmes.

Si nous examinons les règlements étrangers, nous consta-
tons de grandes divergences en ce qui concerne le nombre
d'ouvriers à exercer. En Russie, dans les charbonnages,
4 % des ouvriers doivent être exercés; le pourcentage est
moindre et variable dans les autres exploitations souterraines. En France, le règlement impose 2 hommes par
appareil avec un minimum de 8 ouvriers par siège; en plus,
un quart des employés devront être entraînés à l'emploi des
appareils. En Autriche (bassin d'Ostrau-Karwin), le
nombre des sauveteurs est égal à celui des appareils
augmenté de deux. En Bohême, il est le double de celui
des appareils respiratoires. Aucune règle n'est fixée en
Allemagne. Il en est de même en Hollande.

Article 6. — L'article 6 permet l'installation de dépôts
communs à plusieurs mines; le nombre d'appareils qu'ils
devront contenir est fixé à 1/2 % du nombre total des
ouvriers du fond des mines associées, avec un minimum de
10 appareils et un maximum de 20.

L'établissement de stations centrales a été prévue dans
la plupart des règlements étrangers: en Autriche, en
Bohême, en France et en Russie.

Aucune règle n'est fixée quant au rayon limite que peut
desservir une telle station; il est aisément compréhensible
que les circonstances de lieux, le mode d'organisation, les
moyens de transport sont trop variables pour qu'une semblable prescription puisse être édictée.

L'amplitude de la zone à desservir est soumise, dans ces différents pays, à l'approbation de l'Administration et il ne peut en être autrement.

Le nombre d'appareils nécessaires à l'armement d'une centrale commune est :

a) En Belgique, le 1/2 % du nombre total des ouvriers du fond, avec un minimum de 10 et un maximum de 20, ainsi que nous venons de le dire ;

b) En France, de 1 + 1/2 % des ouvriers du poste le plus nombreux de la mine la plus populeuse du groupe, sans que ce chiffre puisse descendre en-dessous de 1/1000 du total des ouvriers occupés dans les mines affiliées, avec un maximum de 20 ;

c) En Autriche (bassin d'Ostrau-Karwin), de 2 % des ouvriers du poste le plus nombreux de la mine la plus importante, avec un minimum de 10.

En Bohème, le nombre d'appareils de la centrale est égal à celui de la mine la plus populeuse, déterminé d'après les règles données précédemment.

En plus des appareils constituant l'équipement de la centrale, chaque siège d'extraction doit posséder : en France, 2 appareils ; en Autriche (bassin d'Ostrau-Karwin), 2 appareils par accrochage en activité. Nous avons déjà signalé qu'en Bohème, chaque siège classé dans la 2me ou la 3me catégorie des mines à grisou doit posséder cinq appareils, mais ceux-ci comptent dans le chiffre réglementaire des appareils de la mine ou de la centrale.

Les règlements allemands ignorent les stations centrales, sauf celui du Royaume de Saxe qui prévoit seulement que les mines pourront se grouper, sans contenir d'autres explications.

Le règlement russe réduit le nombre d'appareils par mine à 1 % du personnel du poste le plus important, avec un minimum de 3 appareils, quand la mine est affiliée à une organisation centrale pour la formation et la surveillance des équipes de sauvetage. Le pourcentage des appareils est le même si la mine n'est pas affiliée, mais le minimum est porté à 4 appareils.

Il n'est pas spécifié quel doit être l'armement du poste de l'organisation centrale.

Le règlement hollandais ne parle pas de stations centrales communes.

Articles 7, 8, 9, 10. — L'article 7 prévoit que des dérogations pourront être accordées par le Ministre.

L'article 8 a trait aux contraventions.

L'article 9 fixe à un an le délai de l'entrée en vigueur de l'arrêté royal.

L'article 10 charge le Ministre de l'Industrie et du Travail de l'exécution de cet arrêté.

CHAPITRE VII.

—

Considérations sur l'organisation, en Belgique, du sauvetage par les appareils respiratoires.

—

a) *Établissement des stations de sauvetage. — Station spéciale par mine ou station centrale. — Choix de leur emplacement.* — Ainsi qu'il a été exposé précédemment, l'arrêté royal du 23 juin 1908 impose des dépôts d'appareils respiratoires aux mines de houille ayant un ou plusieurs sièges classés dans la deuxième ou la troisième catégorie des mines à grisou. Des mines voisines peuvent être autorisées à établir des dépôts communs.

Quand y a-t-il lieu d'établir des stations centrales de sauvetage, et quand est-il préférable d'établir de petits dépôts isolés? C'est une question sur laquelle les avis diffèrent beaucoup à l'étranger, où l'on envisage l'installation de dépôts à *chaque siège* d'exploitation, comparativement à l'établissement de centrales.

Un avantage préconisé en faveur des centrales est l'économie qu'elles comportent, tout au moins sur le prix de premier établissement. Accessoirement, on fait valoir que leur importance justifie mieux des dépenses de surveillance, de telle sorte que l'entretien des appareils y est mieux assuré que celui d'appareils conservés dans une série de dépôts isolés.

En Belgique, où l'on n'impose qu'un dépôt d'appareils respiratoires *par mine*, les avantages des centrales ne sont pas aussi marquants. L'économie qu'elles comportent n'est pas, en effet, aussi considérable qu'on pourrait le croire; elle correspond au prix des bâtiments à ériger, et au coût d'un certain nombre d'appareils respiratoires et de quelques instruments de contrôle et de remplissage (voir §c). L'entretien des appareils se fait plus facilement qu'on ne le pense généralement (voir § *g*) et, pour peu qu'on y apporte un peu de soin, il sera assuré aussi bien et au moins aussi économiquement dans les stations de chaque charbonnage qu'il peut l'être dans une centrale.

D'autre part, les avantages des dépôts par mine sont les suivants : en cas d'accident, les appareils seront plus rapidement à pied d'œuvre ; l'intervention des sauveteurs sera donc plus rapide, et comme on le sait, ce sont les premières heures qui sont les plus efficaces, tant dans un sauvetage proprement dit que dans la lutte contre les feux.

L'entraînement des sauveteurs appartenant au personnel des différentes mines se fera plus aisément et plus économiquement dans des stations isolées que si les hommes doivent se rendre dans un dépôt central, relativement éloigné de certains sièges.

Un dernier avantage des stations isolées est l'indépendance qu'elles laissent aux différents charbonnages. Malgré la bonne confraternité qui règne d'habitude entre les exploitants d'un même bassin, il est à craindre que l'établissement d'une station commune de sauvetage ne soit une source de difficultés entre les différents charbonnages affiliés ; la question du partage des responsabilités est notamment des plus délicates.

En résumé, nos préférences vont aux stations isolées par mine. Seuls les charbonnages peu importants, c'est-à-dire occupant moins de 7 à 800 ouvriers au fond pourraient envisager l'établissement de stations centrales communes. Encore estimons-nous que des dépôts indépendants doivent exister à celles de ces mines où l'on peut prévoir des utilisations relativement fréquentes des appareils respiratoires, c'est-à-dire dans les mines à dégagements instantanés et dans celles où l'on a à craindre des incendies spontanés de la houille.

Examinons maintenant l'*emplacement* à donner au dépôt d'appareils d'un charbonnage isolé ou d'un groupe de charbonnages associés.

Cette station sera située autant que possible au centre du groupe des sièges à desservir. Sa distance au siège le plus éloigné ne pourra, à notre avis, être en aucun cas supérieure à 3 kilomètres, s'il s'agit de mines à dégagements instantanés, ni à 5 kilomètres, s'il s'agit d'autres mines. Elle sera reliée avec ces sièges par télégraphe ou téléphone et un agent séjournant à proximité de la station pourra recevoir en tout temps, et sans retard, l'information d'un accident survenu dans l'un ou l'autre des puits desservis.

La station sera pourvue de moyens de transport rapides (locomotives ou voitures) permettant d'amener sans retard au lieu d'emploi, les appareils et éventuellement les sauveteurs, suivant l'organisation adoptée.

b) *Locaux indispensables.* — La station devra comprendre :

1° Une salle où l'on déposera les appareils dans des armoires spéciales; on y emmagasinera également les approsionnements. Les organes en caoutchouc des appareils se conservent le mieux à l'abri de la lumière, dans une atmosphère chargée d'humidité et dont la température est modérée. La salle de dépôt, bien éclairée, et maintenue à température modérée, contiendra donc des armoires fermées où l'on conservera les organes en caoutchouc dans les conditions ci-dessus énoncées ;

2° Une petite salle pour le nettoyage des appareils et les réparations ordinaires; il convient, en effet, pour le bon entretien, que ces opérations ne se fassent pas dans le local où l'on conserve les appareils;

3° Une chambre à fumées dans laquelle les hommes pourront se convaincre de l'efficacité et de l'étanchéité des appareils; elle leur permettra aussi de s'assurer s'ils ont les aptitudes voulues pour faire le service de sauvetage ; ce local, sans nécessiter des installations exagérées, devra cependant permettre aux ouvriers d'y exécuter et d'y effectuer des travaux assez fatigants; nous croyons utile de donner à cette salle une hauteur assez grande, de façon que les ouvriers puissent s'y déplacer dans le sens vertical; ils devront aussi pouvoir y circuler courbés; ces gymnastiques sont assez fatigantes quand on est porteur d'appareil respiratoire. On pourra voir, de l'extérieur, ce qui se passe dans la salle à fumées et, éventuellement, on pourra en évacuer rapidement les gaz nocifs;

4° Si la station doit desservir plusieurs sièges qui ne sont pas directement reliés entre eux par chemin de fer, elle comprendra une remise à voiture, avec écurie, de façon que les appareils puissent être rapidement dirigés vers les lieux d'emploi; cette condition sera réalisée si le siège où la station est établie possède déjà de semblables installations de transport ;

5° Il est recommandable d'annexer à la station des bains douches où les ouvriers puissent se néttoyer après chaque exercice.

c) *Choix et nombre des appareils. — Equipement de la station.* — Nous avons donné, dans le chapitre V de la présente étude, nos appréciations sur les différents appareils respiratoires. Nous les résumons brièvement ici : les appareils à vent soufflé sont fort recommandables; toutes les mines où des incendies spontanés de charbon sont à craindre devraient en être munies. Ces appareils, non autonomes, ne sont d'ailleurs pas considérés comme satisfaisant aux prescriptions de l'article 3 de l'arrêté royal du 23 juin 1908.

Parmi les appareils autonomes, les seuls qui, dans leur état actuel, soient pratiquement employables dans nos mines, sont les appareils à oxygène sous pression, avec régénération. Les renseignements que nous avons donnés au chapitre V pourront guider dans le choix du type à adopter.

L'arrêté royal du 23 juin 1908 fixe le nombre minimum d'appareils dont doit être munie chaque station ; il spécifie que ces appareils devront être tenus constamment en bon état de fonctionnement et que chaque dépôt sera pourvu de ce qui est nécessaire à l'emploi simultané de tous les appareils pendant 48 heures.

Pour assurer le bon état de fonctionnement des appareils, la station devra être munie des *instruments de contrôle* ci-après :

Un manomètre à eau ;

Un compteur à gaz fonctionnant sous très faible dépression et permettant l'évaluation de fractions de décilitres ;

Une balance.

L'atelier de réparations comprendra une série *d'outils* tels que étau, pinces diverses, fer à souder, tourne-vis, marteaux, clés anglaises, etc.,

La station sera également pourvue des accessoires suivants :

Une *pompe de chargement* des bonbonnes ou une étoile de transvasement de l'oxygène ;

Des *caisses destinées au transport* des appareils ;

Des *lampes électriques* à accumulateurs ;

Une ou deux séries de *petites bonbonnes* de rechange : elles sont destinées à permettre, éventuellement, le rechargement rapide des appareils sur place ; dès qu'une équipe quitte le milieu irrespirable, on peut remplacer au fond les bonbonnes vides par des pleines, renouveler les cartouches et remettre aussitôt l'appareil en service ; seules les bonbonnes sont remontées à la surface pour le remplissage. Il va de soi, cependant, qu'au bout de 8 à 10 heures de service ininterrompu, les appareils devront être visités et vérifiés complètement.

Il est désirable que la station soit également pourvue, d'un appareil destiné à la *respiration artificielle*. Nous pos-, sédons à Frameries, un appareil de ce genre, imaginé par le docteur Brat, et vendu 342 francs par la Société Westfalia ; il est visible sur la table de la salle de nettoyage, repré- sentée en photogravure (fig. 61). Il comprend une bonbonne d'oxygène sous pression; ce gaz passe par un détendeur dont on peut régler le débit à la main et, suivant la position donnée à une manette, se rend dans un masque que l'on applique hermétiquement sur la figure du sujet, ou bien actionne un éjecteur qui crée le vide dans ce masque ; en faisant manœuvrer cette manette en synchronisme avec sa propre respiration, un sauveteur peut donc alternativement aspirer les gaz nocifs contenus dans les poumons de l'ouvrier asphyxié, puis y injecter de l'oxygène pur (1).

Il est bon également d'avoir à la station une ou plusieurs planches destinées au transport des victimes dans les gale- ries à petite section ; ces planches sur lesquelles on fixe les blessés au moyen de sangles portent des poignées grâce auxquelles on peut les porter ; elles sont munies également

---

(1) En 1909, le Docteur Tissot a également imaginé un appareil de secours pour asphyxié.

L'appareil est fixé à demeure sous la têtière d'un brancard, une bonbonne d'oxygène, placée sous ce brancard, est reliée à un détendeur avec manomètre ; l'oxygène s'emmagasine dans un sac respiratoire, et de là, se rend par un flexible à un masque, le masque Tissot n° 4, représenté à la figure 25.

Ce dernier est fixé sur la tête du patient au moyen de deux liens élastiques ; il se soulève facilement, sans qu'on doive toucher aux liens, au moment de vomis- sements possibles; l'étanchéité du joint est assurée par un pneumatique dont le gonflement, dit l'inventeur, n'est d'ailleurs pas indispensable Les produits de la respiration s'évacuent par un flexible, terminé par une soupape d'expiration, ne permettant pas les rentrées d'air extérieur dans l'appareil.

M. Tissot signale que son type ordinaire 1909 peut servir à secourir les asphyxiés; on doit alors opérer à circuit ouvert, pour permettre l'évacuation de l'oxyde de carbone que le sujet peut avoir dans le sang. Il suffit donc de suppri- mer le régénérateur *I* (fig. 23), d'obturer le trou correspondant du sac respira- toire *P* et de visser sur le tube expirateur, un clapet de retenue pour les gaz toxiques, l'appareil sera évidemment pourvu du masque n° 4.

de rouleaux permettant, le cas échéant, de faire avancer la civière par roulement.

Enfin, les stations ou les différents sièges seront utilement pourvus de certains objets destinés au sauvetage proprement dit, tels que canars en toile, petit ventilateur portatif, matériaux destinés à l'établissement de barrages, etc., etc.

Quant aux *approvisionnements* courants destinés aux appareils respiratoires, ils consistent en oxygène et cartouches régénératrices.

Pour les appareils à débit constant d'oxygène (deux litres à la minute), l'approvisionnement minimum imposé (pour quarante-huit heures de marche) est de 5 3/4 mètres cubes par appareil. Il y aura lieu de vérifier périodiquement la quantité d'oxygène en magasin ; il arrive, en effet, que les soupapes des grosses bonbonnes fournies par les fabriques d'oxygène ne ferment pas hermétiquement et que la provision de gaz qui y est contenue diminue assez vite.

Le nombre de cartouches à conserver en magasin est facile à déterminer; on aura soin de consommer ces cartouches suivant leur ordre d'ancienneté.

Voici l'énumération des *pièces de rechange* qu'il est bon d'avoir en magasin :

Une série complète de flexibles de rechange, c'est-à-dire une quantité suffisante pour renouveler tous les flexibles de tous les appareils de la station ;

Une série complète de sacs respiratoires ;

Une ou deux douzaines de bagues de caoutchouc pour raccords ;

Un injecteur-détendeur.

En outre, si l'on adopte les types à casque :

Deux ou trois pneumatiques ou joints pleins de visage;

Une ou deux poires de pneumatiques;

Une fenêtre en mica ou en glace.

Si l'on adopte le type à embouchure, le nombre total d'embouchures sera supérieur au nombre des membres des équipes; le nombre total de lunettes à fumées et de cachenez sera supérieur au nombre d'appareils.

Il ne faut pas exagérer l'approvisionnement en pièces de rechange : celles-ci, constituées, pour la majeure partie, d'organes en caoutchouc, ne se conservent pas indéfiniment et il vaut mieux renouveler périodiquement les approvisionnements.

Le gardien du dépôt tiendra au courant un *inventaire* des approvisionnements et des pièces de rechange. Il informera en temps utile le Directeur des travaux que les réserves diminuent et approchent des limites inférieures fixées.

d) *Direction et personnel des équipes. — Chef de service.* — La direction du service sera confiée, sous la responsabilité du directeur des travaux, à un des techniciens du charbonnage, un jeune ingénieur par exemple. Il aura à s'occuper du recrutement des sauveteurs, à suivre le contrôle des appareils, à régler et à diriger les exercices d'entraînement; éventuellement, il prendra part aux opérations de sauvetage, en payant largement de sa personne; il devra donc avoir de l'autorité sur les sauveteurs et leur inspirer confiance.

Autant que possible, les équipes ne seront constituées que par des hommes qui ont demandé à en faire partie. Il ne faudra pas y admettre les personnes dont l'état de santé est précaire, ou celles qui ne sont alléchées que par l'appât des indemnités allouées pour les exercices ordinaires, mais sur lesquelles on ne pourrait pas compter en cas d'accident.

Les candidats seront donc soumis à un examen médical. Les sauveteurs étant exposés aux congestions, l'attention des médecins sera appelée spécialement sur le système circulatoire des individus; si ce système, ainsi que le système respiratoire, n'est pas parfait, il y aura lieu de refuser les candidats. Le médecin tiendra compte aussi des exigences du service de sauvetage, et pourra donner d'utiles indications sur la résistance tant physique que morale qu'on peut attendre des différents candidats. Les visites médicales devront être renouvelées périodiquement, à des intervalles ne dépassant pas un an, et, en tout cas, après chaque maladie des sauveteurs.

D'une façon générale, les limites d'âge supérieure et inférieure seront fixées à 40 et 25 ans.

Les ouvriers admis dans le service doivent avoir du sang-froid, de l'énergie, de la vigueur; ils doivent être prudents, mais pas timorés; ils seront disciplinés, sans être serviles, ce qui exclut toute idée généreuse et hardie; ils seront normalement sobres; ils doivent être bien au courant du service des mines et bien entraînés à supporter les fatigues qu'on a à subir dans nos charbonnages; ils seront recrutés parmi les ouvriers d'élites : surveillants, ouvriers de travaux préparatoires, ouvriers à veine, coupeurs de voie, sondeurs, ouvriers d'about...

Ils seront choisis autant que possible parmi les agents occupés dans les différents puits et étages de chaque charbonnage, de façon qu'une partie au moins d'entre eux connaissent les travaux dans lesquels ils peuvent être appelés à intervenir.

A ce point de vue, nous signalerons l'utilité des plans d'aérage; ils doivent être tenus au courant et doivent renseigner les voies accessibles, les portes, stoupures, tuyauteries d'eau ou d'air sous pression, éventuellement canalisation électrique, téléphone, etc; après une catastrophe, leur existence permettrait à l'ingénieur chargé du service de sauvetage de conduire ses équipes sans craindre de faire fausse route.

Les sauveteurs habiteront aussi près que possible du dépôt des appareils, de façon à pouvoir être rapidement concentrés, en cas de besoin.

Une affiche, placée au dépôt, mentionnera les noms et adresses des sauveteurs. Cette liste sera complétée et mise à jour au fur et à mesure des modifications qui se produiront dans les équipes.

Après avoir parlé des conditions que doivent remplir les sauveteurs, nous dirons quelques mots des devoirs que la mine a envers eux.

Ils seront évidemment indemnisés du temps consacré aux exercices; quand ils seront appelés à intervenir après un accident, ils recevront une gratification dépendant des risques courus, du temps perdu, mais, en tous cas, calculée largement. Ils seront avertis du régime qui leur sera appliqué en cas d'accident qui leur surviendrait au cours du sauvetage; il va de soi que les ouvriers qui se dévouent dans ces circonstances, et acceptent de faire une besogne spécialement dangereuse et exceptionnelle, doivent être indemnisés plus largement que si l'accident était survenu à l'occasion de leurs fonctions habituelles. Si l'on veut que les sauveteurs marchent franchement, en cas d'accident, il faut donc leur garantir des indemnités supérieures à celles qui sont fixées par la loi du 24 décembre 1903, relative aux accidents du travail.

e) *Composition des équipes.* — Chaque équipe de sauvetage doit être, à notre avis, composée d'au moins quatre ou cinq hommes qui doivent rester groupés. Les appareils de sauvetage sont en effet assez délicats, et il faut toujours prévoir le cas où l'un ou l'autre de leurs organes ne fonctionnerait plus de façon satisfaisante; le porteur de l'appareil endommagé doit pouvoir être ramené par ses compagnons dans une atmosphère respirable; nous ne citerons comme argument à l'appui de notre opinion, que l'accident survenu en 1908 aux mines de Hamstead, après un coup de feu : deux ouvriers porteurs d'appareils respiratoires se sont aventurés dans les travaux sinistrés ; à un moment donné, l'un deux s'est senti indisposé ; son compagnon n'a pu, malgré ses efforts, le ramener au puits ; il a dû l'abandonner et n'a été sauvé lui-même que par l'intervention d'un autre sauveteur, venu à sa rencontre, muni d'un appareil respiratoire.

Chaque équipe sera donc composée de cinq hommes, avec deux suppléants, de façon à permettre de parer aux absences éventuelles.

Le groupement des ouvriers en différentes équipes se fera en tenant compte du domicile des hommes, des postes pendant lesquels ils sont normalement occupés (voir page 92 ce qui a été dit relativement aux équipes de Frameries) et des sympathies des ouvriers les uns pour les autres ; en effet, pour que des sauveteurs n'hésitent pas à pénétrer dans une atmosphère irrespirable, il faut qu'ils se connaissent les uns les autres et qu'ils aient la conviction que si l'un d'eux était en danger, les autres ne l'abandonneraient pas.

Dans chaque équipe, il y aura un chef qui, en l'absence de l'ingénieur-instructeur, prendra le commandement de l'expédition ; son autorité devra donc être reconnue par ses camarades. Dans les explorations, il tiendra la tête de l'équipe, s'assurera que ses hommes restent groupés, vérifiera périodiquement les indications des manomètres, donnera le signal de la retraite. Il n'aura rien à porter ; il aura un appareil à casque, de façon à pouvoir parler ; éventuellement, ce sera cet appareil qui portera le téléphone et le microphone mettant l'équipe en communication avec les hommes restés dans l'air pur.

f) *Instruction des équipes*. — Il est absolument indispensable que les équipes soient entraînées à l'emploi des appareils respiratoires par des exercices périodiques dans des chambres à fumées et au fond : quand les hommes auront manœuvré plusieurs fois dans des fumées denses, sans être incommodés, ils acquerront une grande confiance dans leurs appareils et n'hésiteront pas, le cas échéant, à pénétrer dans des atmosphères toxiques. Il va de soi également que l'habitude de se servir d'appareils respiratoires permet de supporter beaucoup plus facilement la gêne qui résulte de leur emploi et que le manque de cette habitude peut entraîner de graves accidents. Rappelons à ce propos la mort d'Eyerlé, à Courrières; cet ouvrier, insuffisamment entraîné à l'emploi d'appareils respiratoires, a retiré, à un moment où il était seul, le casque dont il avait la tête recouverte et qui le gênait, sans doute : il a succombé à l'asphyxie.

L'entraînement pourra être organisé comme suit : une première séance sera consacrée au port de l'appareil; celui-ci pèse en moyenne 17 kilogrammes et il faut évidemment un certain entraînement pour arriver à circuler sans grande gêne avec cette charge, dans des galeries étroites et basses. Dans cette première séance, les hommes respireront librement.

Une seconde séance sera consacrée à la même gymnastique; toutefois, à la fin de la leçon, les ouvriers respireront par l'intermédiaire de l'appareil. ce qu'ils feront toujours dans les exercices ultérieurs.

Dans la troisième séance, les ouvriers s'exercent encore dans une atmosphère saine; toutefois, à la fin de l'exercice, on peut introduire dans la salle un peu de fumées; les séances ultérieures seront consacrées à des exercices avec fumées, jusqu'à ce que les hommes aient pris confiance dans leurs appareils.

Quelle que soit la disposition de la salle à fumées, elle ne saurait pas présenter toutes les difficultés qu'on rencontre dans nos charbonnages; il sera donc nécessaire de faire quelques exercices au fond; ceux-ci, tout au moins ceux

qu'on exécute dans les couches minces, endommagent
certains organes (flexibles, sacs respiratoires) des appareils ;
comme ils se font dans un milieu respirable, on pourra
équiper les hommes avec des appareils dont ces organes
présentent déjà des traces d'usure, et ne pourraient être
utilisés après un accident.

Quand les sauveteurs sont complètement entraînés, ce qui
nécessite huit à dix séances, il suffira de les faire revenir
à des exercices plus ou moins espacés (deux mois au plus),
pour qu'ils restent bien dans la main du chef de service
et ne perdent pas l'habitude du maniement des appareils.

Il convient que les sauveteurs possèdent quelques notions
sur la constitution et le fonctionnement des appareils qu'ils
ont à utiliser, sur le sauvetage dans les travaux souterrains
et sur les premiers soins à donner aux blessés.

Ces données sont indispensables en ce qui concerne les
chefs d'équipes.

Il y aura donc lieu d'intercaler, à points voulus, entre les
séances d'exercice, deux ou trois leçons sur ces matières.

g) *Entretien des appareils.* — *Chef de dépôt.* — La
station sera entretenue par un chef de dépôt, des soins et
de l'habileté duquel dépendra en grande partie le succès
de tout le service de sauvetage.

Il devra être à même de comprendre le fonctionnement
des appareils, saura les démonter, au besoin, pour y faire
les réparations courantes ; à Frameries, ce service est
confié à un ajusteur-zingueur, qui s'en tire très bien. Il
est chargé également du contrôle des appareils ; après
chaque exercice, il mesure les dépressions créées par les
injecteurs, ainsi que le débit de l'air fourni par les
appareils ; il consigne les résultats de ces vérifications dans
des tableaux que l'ingénieur examine périodiquement ; il
tient un inventaire des appareils, des approvisionnements

et des pièces de rechange et, éventuellement, signale à l'ingénieur les fournitures qu'il y a lieu de commander. En cas d'accident, il s'assure que tout le matériel nécessaire (dont il a la liste) part pour le siège sinistré, et il vérifie, avant la descente du personnel, si tous les appareils sont en ordre de marche.

Un ouvrier intelligent, adroit et soigneux, comme on en trouve dans tous nos charbonnages, pourra très bien remplir ces fonctions.

h) *Résultats à attendre d'une installation de sauvetage.* — Les avantages à retirer des appareils respiratoires ont été souvent mis en doute (1); ils auraient, dit-on, causé la mort d'un nombre assez élevé de sauveteurs (neuf en Allemagne et Pologne russe, un à Courrières, un à Hamstead), et n'auraient sauvé la vie qu'à un seul homme.

Il est certain que des accidents mortels ont pu être causés par l'usage d'appareils défectueux ou même par des appareils irréprochables confiés à des ouvriers mal portants, ou insuffisamment exercés, ou encore, isolés. Mais on empêchera le retour d'accidents analogues par l'emploi d'appareils en bon état, et par une organisation convenable des équipes ainsi que du sauvetage même (voir § *c, d, e, f, g*).

Quant aux avantages à retirer de ces appareils, ils peuvent être considérables. Certes, après un accident, il sera rare que leur emploi permette d'arriver en temps utile près des victimes; avant que la nouvelle de la catastrophe ne soit arrivée au jour, que les sauveteurs soient rassemblés, équipés et parviennent jusqu'aux chantiers sinistrés,

---

(1) Voir notamment les critiques de M. WEISS, reproduites par M. KUSS, inspecteur général des mines, dans le rapport de la commission française des appareils respiratoires (*Bulletin de l'Industrie minérale, 1907*, 4me série, t VII, pp 156 et 157)

les victimes auront presque toujours succombé à l'asphyxie. Mais néanmoins, il s'est présenté des cas où des hommes ont pu être rappelés à la vie après avoir séjourné relativement longtemps dans des atmosphères nocives; parfois aussi, des ouvriers ont pu se réfugier dans des portions de galeries non envahies par les gaz délétères et d'où il importait évidemment de les retirer le plus rapidement possible. Bien que des circonstances analogues ne doivent se représenter que très rarement, il faut être armé pour pouvoir intervenir efficacement, c'est-à-dire rapidement, et seuls les appareils respiratoires le permettront (1).

L'emploi de ceux-ci peut aussi parfois empêcher des accidents mortels; citons en exemple le cas qui s'est présenté à la suite d'un incendie souterrain survenu, en 1894, dans une mine du Borinage : à la suite d'un renversement d'aérage, un porion a été asphyxié en fermant un barrage établi dans une voie d'entrée d'air; ses compagnons n'ont pas pu le retirer assez rapidement du milieu délétère où il est mort. Les appareils respiratoires étaient pour ainsi dire inconnus à cette époque, mais il est certain que leur emploi aurait épargné la vie de cet homme.

Dans un autre ordre d'idées, il y a un avantage considérable, tant au point de vue matériel qu'au point de vue moral, à ramener au jour aussi tôt que possible, les corps des victimes d'une catastrophe. On sait combien cette besogne

---

(1) Même en l'absence d'appareils respiratoires, on a pu sauver des vies humaines dans des circonstances très difficiles, après plusieurs catastrophes survenues dans notre pays. Entre plusieurs cas de l'espèce, nous nous bornerons à citer le dégagement instantané survenu le 1er septembre 1892 au puits No 2 des charbonnages réunis de l'Agrappe, où vingt et un ouvriers ont péri Plusieurs hommes qui avaient subi un commencement d'asphyxie, ont été rappelés a la vie plusieurs heures après l'accident Cinq ouvriers sont restés vivants, dans un bout de galerie situé au milieu de la zone infestée, et que des portes avaient protégé contre l'envahissement par le grisou, ils ont pu rejoindre les équipes de sauvetage plusieurs heures après le dégagement instantané, en passant sur les cadavres de leurs malheureux compagnons.

était longue autrefois, et quelle émotion pénible les lenteurs du sauvetage entretenaient dans la population ouvrière. L'emploi d'appareils respiratoires est de nature à accélérer considérablement ces travaux.

Ainsi, un des derniers coups de feu survenus dans le Borinage s'est produit en 1898 dans un montage par taille; les portes d'aérage ayant été détruites par l'explosion, un stoupion de grisou s'est formé dans le montage; par le fait, il a fallu cinq jours pour reprendre les corps des victimes; les appareils respiratoires auraient évidemment permis de faire cette besogne en quelques heures.

Citons aussi le dégagement instantané survenu au puits N° 8 des Charbonnages de Belle-Vue le 20 septembre 1908, où grâce aux appareils respiratoires on a pu retirer les corps des victimes un jour au moins avant le moment où on aurait pu le faire sans appareils (voir page 95).

A Reden, lors du coup de feu survenu le 28 janvier 1907, et qui a causé la mort de 150 ouvriers, on a pu retirer en 48 heures tous les corps qui n'étaient pas recouverts par les éboulements (1) et celà, grâce à la présence dans les équipes d'explorateurs, d'ouvriers munis d'appareils Draeger. Chacune de ces équipes était composée de 5 ou 6 ouvriers porteurs d'appareils, précédés de deux ingénieurs ou porions respirant librement, et suivis de 8 à 10 ouvriers respirant librement aussi; ceux-ci étaient seuls chargés de procéder aux réparations urgentes et de transporter les cadavres. Il n'a guère été nécessaire de mettre les appareils en œuvre, les chantiers sinistrés étant redevenus accessibles peu de temps après l'explosion; mais la garantie de recevoir des secours immédiats en cas d'asphyxie permettait aux personnes chargées de l'exploration des galeries et de l'enlèvement des cadavres, d'avancer beau-

---

(1) Voir *Annales des Mines de Belgique*, 1907, pp. 1060 et 1061.

coup plus hardiment, et d'accélérer ainsi notablement les opérations de sauvetage.

Dans les incendies souterrains, l'emploi d'appareils respiratoires est appelé à rendre de signalés services; dans certains cas, il rendra possible l'extinction directe du feu (voir pp. 72-73); sinon, il permettra d'exécuter relativement sans danger et sans retard les stoupures isolant le chantier sinistré, et ceci en des emplacements que l'on pourra bien mieux choisir que si l'on ne disposait pas d'appareils.

Bref, grâce aux appareils respiratoires on pourra ramener rapidement au jour les victimes d'une catastrophe; exceptionnellement, des hommes seront repris en vie. Ces appareils rendront possible l'exécution sûre et rapide des travaux nécessités par un coup de feu, un dégagement instantané ou un incendie.

Ainsi, même en faisant abstraction du point de vue humanitaire, les dépenses nécessitées par l'organisation d'un service d'appareils respiratoires doivent être considérées comme le prix, relativement modique, d'une assurance contre les frais considérables que peuvent causer des retards dans le sauvetage après un coup de feu, un dégagement instantané ou un incendie.

i) *Conclusions.* — Les considérations qui précèdent justifient amplement l'organisation d'un service de sauvetage par appareils respiratoires dans chaque pays minier.

En ce qui concerne plus spécialement la Belgique, nous avons précédemment passé en revue les différentes prescriptions de l'arrêté royal qui a institué ce service dans notre pays et nous les avons comparées à celles des règlements étrangers.

Les dispositions du règlement belge sont bien adaptées aux conditions de gisement et d'exploitation, ainsi qu'à l'organisation du travail dans nos charbonnages.

Bien que ces prescriptions soient plutôt moins sévères que celles édictées dans la plupart des règlements étrangers, elles sont de nature à réaliser, le cas échéant, les résultats utiles que l'on peut attendre de l'intervention des appareils respiratoires : une plus grande sécurité lors de l'exécution de certains travaux dangereux et lors des opérations d'un sauvetage, une exploration et une remise en état beaucoup plus rapides des chantiers sinistrés et partant, la possibilité de réduire le nombre des victimes des accidents miniers.

Mons, 15 mars 1909.

ANNEXES

RÈGLEMENTS BELGE ET ÉTRANGERS
relatifs aux appareils respiratoires.

I. — Belgique.
Arrêté royal du 23 juin 1908.

LÉOPOLD II, Roi des Belges,

A tous présents et à venir, Salut.

Vu la loi du 21 avril 1810 et le décret du 3 janvier 1813 sur les mines ;

Vu la loi du 2 juillet 1899 concernant la sécurité et la santé des ouvriers employés dans les entreprises industrielles et commerciales ;

Revu Notre arrêté du 28 avril 1884, portant règlement général de police sur les mines et notamment l'article 81 de cet arrêté ;

Considérant que dans l'intérêt du personnel occupé dans les exploitations minières, il y a lieu de prescrire l'emploi d'appareils spéciaux permettant de porter secours aux victimes des accidents miniers ou aux personnes qui sont menacées par les dangers de la mine ;

Sur la proposition de Notre Ministre de l'Industrie et du Travail,

Nous avons arrêté et arrêtons :

Article premier. — Les mines de houille, ayant un ou plusieurs sièges d'exploitation classés dans la 2e ou la 3e catégorie des mines à grisou, seront pourvues de dépôts d'appareils respiratoires portatifs, pouvant desservir rapidement des divers sièges en cas d'accidents.

Art. 2. — Le nombre d'appareils est fixé à un par 200 ouvriers occupés au fond dans les sièges de 2e et de 3e catégorie, sans qu'il puisse être inférieur à cinq ou doive être supérieur à dix par mine.

Art. 3. — Les appareils seront choisis parmi les types les plus perfectionnés et devront permettre de séjourner une heure et demie au moins dans une atmosphère irrespirable.

Ils devront être tenus constamment en bon état de fonctionnement.

Chaque dépôt sera pourvu de tout ce qui est nécessaire à l'emploi simultané de tous les appareils pendant 48 heures au moins.

Art. 4. — Les conditions d'installation et de fonctionnement des dépôts seront déterminées par la direction de la mine d'accord avec l'ingénieur en chef de l'arrondissement minier.

Art. 5. — L'emploi des appareils sera confié à des ouvriers expérimentés, parfaitement au courant des travaux du fond et dont le nombre sera d'au moins 4 par appareil imposé.

Ces ouvriers seront, autant que possible, répartis entre les divers postes d'exploitation et choisis parmi ceux qui habitent le voisinage des dépôts. Leurs noms et leurs adresses seront affichés à chacun des sièges où ils peuvent être appelés à intervenir.

Ils seront exercés périodiquement au maniement des appareils.

Art. 6. — Le Ministre pourra autoriser pour les mines voisines l'établissement de dépôts communs.

Le nombre d'appareils de ces dépôts sera de un par 200 ouvriers du fond des sièges de 2e et de 3e catégorie des mines groupées, sans que ce nombre puisse être inférieur à 10 et doive être supérieur à 20.

Le nombre et la répartition des ouvriers prévus à l'article 5 seront maintenus pour chaque mine comme si celle-ci était isolée.

Art. 7. — Le Ministre pourra accorder des dispenses ou des dérogations conditionnelles aux prescriptions qui précèdent.

Art. 8. — Les contraventions au présent arrêté seront poursuivies et punies conformément au titre X de la loi du 21 avril 1810.

Art. 9. — Le présent arrêté entrera en vigueur un an après sa publication au *Moniteur*.

Art. 10. — Notre Ministre de l'Industrie et du Travail est chargé de l'exécution du présent arrêté.

Donné à Laeken, le 23 juin 1908.

LÉOPOLD.

Par le Roi :

Le Ministre de l'Industrie et du Travail,

Arm. Hubert.

Circulaire ministérielle à MM. les Ingénieurs en chef-Directeurs des neuf arrondissements des mines.

BRUXELLES, le 10 juillet 1908.

MONSIEUR L'INGÉNIEUR EN CHEF,

J'ai l'honneur de vous faire parvenir, avec prière de les remettre à MM. les Ingénieurs sous vos ordres et à MM. les Directeurs des charbonnages de votre arrondissement, des exemplaires de l'arrêté royal du 23 juin 1908 prescrivant l'établissement de dépôts d'appareils respiratoires dans les mines à grisou des 2e et 3e catégories.

Les appareils respiratoires ont reçu, dans ces derniers temps, de notables perfectionnements qui les ont mis à même de rendre des services sérieux dans diverses circonstances, notamment dans les cas de catastrophes minières, incendies souterrains, dégagements instantanés, etc.

Mais, pour qu'ils puissent rendre ces services, il importe essentiellement qu'ils se trouvent sur les lieux mêmes de leur fonctionnement ou dans leur voisinage immédiat, qu'ils soient constamment en bon état et que des équipes bien exercées à leur emploi et comprenant des personnes parfaitement au courant des travaux de la la mine où il doit en être fait usage, soient prêtes à tout instant.

Tels sont les motifs des prescriptions de l'arrêté royal du 23 juin 1908.

En vue de l'exécution de l'article 4 de cet arrêté, il sera organisé, à la station de sauvetage annexée au Siège d'Expériences de l'Etat à Frameries, une série de visites auxquelles seront convoqués les Officiers des mines; les Directeurs des charbonnages y seront ultérieurement invités.

Ces visites permettront aux uns et aux autres d'étudier de près et de voir en fonctionnement les meilleurs appareils respiratoires et de se renseigner auprès du personnel de la station au sujet des avantages et des inconvénients pratiques de chacun d'eux.

Par la suite, d'autres séances seront organisées en vue d'exercer les Ingénieurs des mines et les Délégués ouvriers a l'emploi des appareils et de les mettre éventuellement à même de remplir les devoirs qui leur incombent, tant au cours des opérations de sauvetage que lors des enquêtes à la suite d'accidents graves.

En vue d'obtenir l'unité nécessaire dans l'application de l'arrêté du 23 juin 1908, les conditions d'installation et de fonctionnement des dépôts qui auront été déterminées, d'accord avec vous, par les Directions des mines, seront préalablement soumises à mon approbation.

Le Ministre de l'Industrie et du Travail,
ARM. HUBERT.

II. — Allemagne.

a) PRUSSE : INSPECTION DE BRESLAU (HAUTE-SILÉSIE).

Extrait du règlement général du 18 janvier 1900.

§ 111. Les stoupures d'incendie ne peuvent être ouvertes et démolies qu'en observant les prescriptions suivantes :

1° Un surveillant sera présent; il sera accompagné d'au moins deux ouvriers expérimentés. Ces personnes porteront des lampes de sûreté et seront munies, pour se préserver des gaz nocifs, de linges imbibés de vinaigre ou d'appareils respiratoires (voir § 112);

2° L'usage de lampes à feu nu est interdit;

3° Si l'on constate une augmentation rapide du dégagement de gaz, on établira, en vue d'assurer la retraite, en des endroits indiqués par les circonstances, des portes ou des cloisons étanches permettant l'accès des chantiers incendiés;

4° Avant l'ouverture ou la démolition des stoupures, un surveillant explorera avec soin et avec prudence les voies qui y donnent accès; il y reconnaîtra au moyen de la lampe de sûreté, la présence ou l'absence de grisou ou de gaz explosifs. Les compagnons du surveillant suivront attentivement cette exploration en se tenant à distance du surveillant, de façon à pouvoir lui porter rapidement secours en cas de besoin;

5° En vue de reconnaître les gaz se trouvant derrière les stoupures, celles-ci seront percées de trous, dans le bas d'abord, puis à mi-hauteur, puis dans le haut; il n'y aura jamais qu'un trou ouvert à la fois;

6° Les gaz délétères pouvant se dégager lors de l'ouverture ou de la démolition des stoupures, seront évacués par des voies où leur présence ne puisse causer aucun danger pour le personnel.

§ 112. Dans les mines de houille ou de lignite, il y aura, à chaque siège d'exploitation, au moins deux appareils permettant de pénétrer dans les gaz irrespirables ; ce nombre devra être augmenté sur la demande de l'ingénieur des mines.

Le directeur des travaux doit veiller à ce que ces appareils soient toujours en bon état, et à ce qu'un nombre suffisant de surveillants et d'ouvriers soient tenus au courant de leur emploi par des exercices répétés.

b) PRUSSE : INSPECTION DE BONN (SAARBRUCKEN ET AIX-LA-CHAPELLE).

Extrait du règlement général du 1er mai 1907.

§ 195. 1° Deux appareils, permettant de pénétrer dans des gaz irrespirables, seront déposés à chaque siège d'extraction ou à une station d'où ils pourront facilement y être apportés.

2° Le directeur des travaux veillera à ce que ces appareils soient toujours en ordre de marche et à ce qu'un nombre suffisant de surveillants et d'ouvriers soient bien mis au courant de leur maniement par des exercices périodiques.

c) ALSACE-LORRAINE.

Extrait du règlement général du 5 mai 1905.

§ 96. Dans les mines de charbon et de bitume où l'inflammabilité du gîte peut amener un incendie souterrain, on prendra les mesures nécessaires pour éviter autant que possible ces incendies.

Dans ces mines, on disposera toujours d'au moins deux appareils, d'une efficacité assurée, permettant de pénétrer dans des atmosphères irrespirables. Le directeur des travaux veillera à ce qu'une partie des surveillants et ouvriers soient au courant du maniement de ces appareils.

d) ROYAUME DE SAXE.

Extrait du règlement général de police des mines du 2 janvier 1901

§ 165. Dans les mines de houille exploitées souterrainement, on disposera en tout temps d'appareils respiratoires en ordre de marche, ainsi que de lampes électriques portatives ou d'autres lampes permettant de pénétrer dans les gaz irrespirables. Plusieurs mines voisines peuvent se grouper, sous approbation de l'administration des mines, pour l'achat et l'entretien, en commun, de ces appareils.

e) GRAND-DUCHÉ DE SAXE.

Arrondissement d'Eisenach. Ordonnance du 3 août 1903.

§ 2. Dans chaque chambre (des mines de sel), on tiendra en réserve quatre pneumatophores avec un nombre correspondant de caisses de solution de potasse et de bonbonnes d'oxygène, quatre lampes à accumulateurs et un appareil de secours à oxygène pour la respiration artificielle.

§ 3. Le directeur des travaux doit veiller à ce que les appareils soient toujours en bon état et en ordre de marche; il doit les faire vérifier chaque jour par un employé.

A chaque poste et à chaque étage, un nombre suffisant d'ouvriers sera tout-à-fait au courant du maniement de ces appareils.

f) DUCHÉ DE SAXE-MEININGEN.

Ordonnance de l'Ingénieur des mines de Saalfeld au sujet de la mine de sel de Bernhardt (18 août 1903).

§ 1. Quand on fait sauter des mines, tout le personnel du fond doit être réfugié dans des chambres de secours spéciales. .

§ 9. Après le tir des mines, un homme de confiance, expérimenté, porteur d'un pneumatophore, sortira de la façon suivante du refuge. Après en avoir ouvert la porte intérieure, il se rendra dans le sas compris entre les deux portes; il refermera la porte intérieure et ouvrira l'autre pour voir si tout est en ordre dans la voie. S'il en est ainsi, il se rendra de nouveau dans le sas, fermera la porte extérieure et ouvrira l'autre. Il téléphonera alors à la chambre de secours de l'autre étage. Si tout y est en ordre également, les ouvriers pourront sortir du refuge, mais ne pourront se rendre aux différents fronts qu'à la fin du poste.

Si le porteur de pneumatophore constate qu'un dégagement de gaz s'est produit, il rentrera sans tarder dans le refuge; il fera connaître aussitôt par téléphone ses constatations à l'autre refuge et à la surface.

En cas de dégagement de gaz, les hommes doivent rester dans la chambre et attendre les instructions de la surface.

§ 10. Le directeur des travaux est responsable du bon ordre des refuges et de l'existence d'approvisionnements, suffisants et en bon état, de pneumatophores, bonbonnes d'oxygène, solutions de soude, éclairage électrique, téléphone, fermeture hermétique des portes; il est responsable également de l'organisation d'un service de secours immédiat, à la surface, en cas de dégagement instantané.

Les surveillants et ouvriers doivent être entraînés à l'emploi des bonbonnes d'oxygène et de la soude en solution, en prévision d'un long séjour dans les refuges ; de temps en temps, les hommes seront exercés pratiquement à l'emploi du pneumatophore.

g) Duché d'Anhalt (1).

Règlement de police des mines du 9 mars 1907.

§ 79. Dans les mines de charbon où un échaufffement spontané du charbon est à craindre, on prendra les mesures nécessaires pour éviter un incendie ; notamment, toute circulation d'air sera autant que possible évitée au travers des remblais. L'exécution de stoupures ainsi que la réouverture des chantiers incendiés ne pourront se faire qu'avec l'aide d'une équipe de sauvetage munie des appareils respiratoires nécessaires.

III. — Autriche.

a) Généralités.

C'est en Autriche que la question du sauvetage a été réglementée en premier lieu.

M. le K. K. Oberbergrat Pokorny a bien voulu nous faire parvenir tous renseignements utiles sur l'organisation du sauvetage en Bohème, ce dont nous nous faisons un plaisir de le remercier.

Dans la *K. K. Berghauptmannschaft* de Prague (Bohème), il n'existe pas de réglementation générale concernant le sauvetage ; un semblable règlement est actuellement à l'étude.

Une ordonnance du 15 avril 1904 contient les prescriptions relatives à la lutte contre les incendies, les explosions de gaz et de poussières qui en résultent. Elle est applicable aux mines de lignite du Nord du pays, qui sont, de loin, les plus dangereuses.

Nous donnons ci-dessous des extraits des prescriptions de cette ordonnance ayant trait au sauvetage.

Ainsi qu'on pourra s'en rendre compte, cette ordonnance ne

(1) Ce règlement ne reproduit, en ce qui concerne les appareils de sauvetage, qu'un règlement maintenant abrogé, pris le 13 novembre 1889, à une époque où l'étude des appareils était loin d'être aussi avancée qu'aujourd'hui.

comporte que des mesures d'ordre général. Dans chaque district, l'ingénieur des mines arrête, dans une circulaire, les détails relatifs à la sécurité des travaux et notamment ceux concernant l'organisation du sauvetage.

On trouvera ci-dessous des extraits de la circulaire, en date du 28 juin 1908, de M. l'ingénieur des mines Heisler pour le district de lignite de Brux.

Il est à remarquer que les prescriptions de ces circulaires varient relativement peu pour tout le bassin.

Cette réglementation a servi de base, avec quelques variantes, aux prescriptions imposées aux mines de charbon. C'est ainsi que dans celles-ci, en n'envisageant que le sauvetage, il est permis d'utiliser, comme appareils respiratoires, des types plus anciens, tels que le pneumatogène Walcher (Shamrock).

Nous ajouterons que, depuis l'ordonnance de M. Heisler, les essais effectués sur l'appareil à air liquide, imaginé par M. Suess, ont donné satisfaction et que celui-ci a été admis dans la catégorie des appareils de première classe. L'emploi de l'Aérolith est subordonné à la condition qu'on ait toujours un approvisionnement d'air liquide correspondant au double de la capacité de tous les appareils et que l'on soit assuré de pouvoir renouveler cet approvisionnement en tout temps.

En ce qui concerne la *K. K. Berghauptmannschaft* de Vienne, dont le ressort s'étend sur le bassin houiller de Ostrau-Karwin, le premier règlement sur les appareils respiratoires y a été édicté en 1897. Après deux revisions partielles, il a été remplacé par l'ordonnance du 11 octobre 1905.

b) « K. K. Berghaupmannschaft » de Prague (Bohqme).

Extrait de l'ordonnance du 15 avril 1904 (circulaire 2359).
Prescriptions ayant pour but d'éviter et de combattre les incendies de mines ainsi que les explosions de gaz et de poussières, qui en résultent, applicable aux mines de lignite des districts de Teplitz, Brux, Komotau, Elbogen et Falkenau.

Art. 35 — Dans chaque mine on tiendra, en bon ordre de fonc--tionnement, un nombre, à fixer par l'ingénieur des mines, d'appareils respiratoires destinés au sauvetage, un nombre, au moins égal, de lampes électriques portatives, ainsi que des lampes de sûreté en quantité suffisante.

Un employé ou un surveillant sera chargé, sous sa responsabilité, de l'entretien et de la vérification périodique des appareils respiratoires et des lampes électriques. Il inscrira sur un registre le résultat de ces vérifications.

Plusieurs mines voisines peuvent se grouper pour l'établissement d'un dépôt commun d'appareils respiratoires, de lampes et accessoires, en un endroit qui peut aisément desservir les différentes mines affiliées.

Ce dépôt sera placé sous la responsabilité du directeur des travaux de la mine la plus voisine. Les appareils respiratoires et les lampes électriques doivent être d'un type reconnu par l'ingénieur des mines. Les lampes de sûreté doivent satisfaire aux prescriptions en vigueur pour les mines à grisou. Ces prescriptions sont contenues dans l'ordonnance de la *K. K. Berghauptmannschaft* de Prague, du 28 décembre 1893 (circulaire 4253).

Des ouvriers seront entraînés à l'emploi de ces appareils. Le nombre minimum de sauveteurs sera fixé par l'Ingénieur des mines et inscrit au registre. On veillera que les hommes choisis soient répartis entre les trois postes.

Réouverture des chantiers isolés à la suite d'incendies. Réouverture en circuit ouvert.

Art. 52. — La réouverture de chantiers isolés à la suite d'incendies ne peut se faire en circuit ouvert, c'est-à-dire avec courant d'air, que si l'essai chimique de l'air confiné entre les barrages a montré que la remise en état du chantier peut s'effectuer sans danger (extinction du feu reconnaissable par l'absence d'oxyde de carbone).

a à i) Précautions à observer, ne concernant pas les appareils respiratoires et relatives au rétablissement de l'équilibre de la pression atmosphérique dans le chantier isolé, à l'absence du personnel ou de causes d'inflammation sur le circuit de retour, à l'enlèvement du charbon échauffé, à l'arrosage, à l'existence des matériaux nécessaires à la reconstruction éventuelle des barrages, enfin à la réouverture du chantier par tronçons successifs.

k) Suivant les circonstances, il sera tenu en réserve, à proximité du chantier que l'on veut réouvrir, un ou plusieurs appareils respiratoires, ainsi que des ouvriers aptes à les mettre en usage.

Réouverture sans courant d'air (en atmosphère morte).

Art. 53. — Si la recherche chimique sur la composition de l'atmosphère confinée dans le chantier n'a pas établi l'absence de danger pour la réouverture avec courant d'air, l'enlèvement des barrages ne pourra se faire qu'en l'absence de courant d'air, par la méthode dite « du sas », et, encore, à la condition que l'on se soit préalablement assuré de l'impossibilité de l'inflammation de gaz combustibles au contact du feu qui aurait pu couver dans le chantier abandonné. Il en sera ainsi, lorsque la composition des gaz confinés correspond à ce qui est dit dans le paragraphe 49 (1).

Lors de la réouverture, en circuit fermé, on observera les règles principales suivantes :

a) Les châssis des portes du sas s'appuyeront sur des épaulements solides en maçonnerie, avec parements cimentés ; la capacité du sas et celle de l'espace compris entre celui-ci et le barrage a enlever, seront réduites au strict minimum nécessité par les travaux d'ouverture du barrage ;

b) Indépendamment d'une signalisation de secours, il doit être ménagé dans les murs du sas des regards qui permettent de suivre de celui-ci le travail des ouvriers qui procèdent à l'enlèvement du barrage ;

c) Avant de démolir celui-ci, les matériaux nécessaires à sa reconstruction éventuelle seront déposés dans le sas ;

d) On ne pourra faire usage que d'appareils respiratoires, à vent soufflé, en bon état, conformes aux types reconnus par l'Administration ;

e) Il y aura toujours une pompe à air de réserve ; de même, si on fait usage d'air comprimé provenant d'une canalisation, on aura soin d'avoir toujours une réserve suffisante. soit un réservoir à air comprimé, soit une pompe à insufflation ;

f) Avant de commencer le travail, les appareils respiratoires, pompe à air, soupapes, conduites, seront soumis à une visite minutieuse ;

g) Le maniement de la pompe doit se faire sous la surveillance

---

(1) Paragraphe 49. — L'atmosphère peut être considérée comme ne présentant pas de danger, si :

a) Elle ne renferme pas d'oxyde de carbone ;

b) Si, alors qu'elle comprend une quantité supérieure à 2 % d'oxyde de carbone, d'hydrocarbures et, éventuellement, d'hydrogène, la teneur en oxygène est inférieure à 8 % ;

c) Si la teneur en oxygène atteint 8 %, ou est supérieure à ce pourcentage et que, simultanément, la quantité totale d'oxyde de carbone, d'hydrocarbures et, éventuellement, d'hydrogène est inférieure à 2 %.

spéciale d'une personne de confiance; une seconde personne doit mesurer, d'une façon continue, la pression existant dans la canalisation au moyen d'appareils appropriés ;

h) Des ouvriers, en nombre suffisant, munis d'appareils respiratoires, se tiendront en réserve en-deçà du sas pour intervenir en cas de besoin ;

i) Il est interdit, d'une façon générale, de pénétrer dans le sas sans appareil respiratoire, même si la porte vers le barrage est fermée ;

k) On contrôlera fréquemment la composition de l'air dans le chantier à réouvrir. Le travail sera immédiatement interrompu et le personnel retiré si cette vérification a fait reconnaître que la teneur en oxygène dépasse 8 % et que la teneur en gaz explosifs, y compris l'oxyde de carbone est supérieure à 2 % (Ordinairement cet état est reconnaissable par le dégagement de fumées);

Des soins spéciaux seront apportés au contrôle de la composition de l'atmosphère, lorsqu'il s'agit de réouvrir de petits chantiers, à cause du grand danger de l'enrichissement des gaz en oxygène, par l'air envoyé aux appareils respiratoires, ainsi que par celui qui pénètre dans le chantier quand les ouvriers rentrent et sortent du sas.

l) Ces travaux de réouverture ne sont confiés qu'à des ouvriers bien au courant de ces opérations ;

m) Pour le surplus, la réouverture des chantiers, en circuit fermé, ainsi que la ventilation définitive de ceux-ci, sont soumis aux règles fixées par l'article 52.

c) « K. K. Berghaupmannschaft » de Prague (Bohème).

Extraits de la circulaire de M. l'Ingénieur des mines F. Heissler, aux exploitants de l'arrondissement de Brux (Mines de lignite du Nord de la Bohème) (28 juin 1908).

1er chapitre : Isolement des mines (1).
2e   id.   Circulation du courant d'air.
3e   id.   Evacuation des gaz provenant d'un incendie.
4e   id.   Extinction des feux.
5e   id.   Arrosage des poussières.
6e   id.   Téléphonie souterraine.
7e   id.   Issue accessible.

(1) Seul, le chapitre 9e traitant du sauvetage sera donné ici.

8e chapitre : Chemin d'évacuation pour le personnel.
9e   id.   Sauvetage.

Appareils de sauvetage.

Dans chaque mine, des appareils respiratoires, destinés au sauvetage, ainsi que leurs accessoires, seront tenus à la surface, en bon état de fonctionnement, dans un dépôt situé au voisinage immédiat des puits ou galeries servant à la circulation du personnel.

Sont seuls admis provisoirement : les appareils des systèmes Draeger, Meyer (Westfalia), Giersberg (nouveau type), Pneumatogène II*a*, II*b*.

Les appareils de systèmes nouveaux ou de systèmes anciens améliorés ne peuvent être employés qu'en vertu d'une autorisation spéciale de la *K. K. Berghauptmannschaft.*

Les appareils autorisés sont divisés en deux classes : ceux de la première classe doivent suffire pour un travail moyen ou fort d'une durée de une heure et demie, ceux de deuxième classe doivent permettre de respirer pendant au moins une heure.

En ce qui concerne les appareils dans lesquels on emploie l'oxygène comprimé, il est recommandable, pour éviter que les sièges des soupapes ne se salissent, que les injecteurs ne se bouchent et que, partant, l'appareil ne soit mis en défaut, de tenir bien sec l'intérieur des bonbonnes, de n'employer que de l'oxygène non humide et des pompes de remplissage à sec.

Il est recommandable de munir ces appareils d'une dérivation, fermée en temps normal par une soupape dont l'ouverture peut se faire à la main, pour le cas où le réducteur de pression ne fonctionnerait pas convenablement. Le débit d'oxygène sera ainsi toujours suffisant.

Le dispositif devra être tel que, lorsque l'oxygène passe par la dérivation, on puisse isoler le détendeur et la soupape de sûreté.

Le nombre des appareils et accessoires qui doivent être tenus en ordre de marche est fixé comme suit :

I. — Pour les mines à grisou de la 2e et de la 3e catégorie, pour les mines fortement poussiéreuses ou pour celles où les incendies sont à craindre :

a) Pour les mines ayant 200 ouvriers au poste le plus chargé : 5 appareils de 1re classe;

b) Pour un personnel de 200 à 400 ouvriers au poste le plus chargé : 10 appareils de 1re classe;

c) Pour un personnel de plus de 400 ouvriers au poste le plus chargé : 15 appareils de 1ʳᵉ classe.

II. — Pour les mines sans grisou ou à grisou de 1ʳᵉ catégorie, peu poussiéreuses, peu sujettes aux incendies spontanés :

a) Pour un personnel dépassant 200 ouvriers par poste le plus chargé : 5 appareils de 1ʳᵉ classe ;

b) Pour un personnel inférieur à 200 ouvriers par poste le plus chargé : 5 appareils de 1ʳᵉ ou de 2ᵉ classe.

Dans les mines occupant moins de 100 ouvriers par poste, peu étendues, peu poussiéreuses et peu sujettes aux incendies, l'ingénieur des mines peut admettre des tempéraments aux prescriptions qui précèdent.

Dans les mines I*b* et I*c*, les appareils respiratoires, se trouvant dans une station centrale voisine, peuvent être comptés pour arriver au total imposé, si le transport de ces appareils et de leurs accessoires peut se faire assez rapidement pour que les travaux de sauvetage ou de lutte contre l'incendie soient exécutés sans retard.

Dans les mines I*a*, I*b*, I*c*, il doit, en tout cas, y avoir en dépôt à chaque puits 5 appareils.

Dans les stations de sauvetage, indépendamment des moyens de transport pour les blessés, toiles d'aérage, outils de charpentiers, toiles goudronnées, on devra avoir en réserve :

1° Les munitions nécessaires pour alimenter tous les appareils respiratoires pendant la durée de deux exercices complets ;

2° Des lampes portatives électriques en nombre double des appareils, ou bien en nombre égal, si on possède des accumulateurs de réserve ;

3° Des lampes de sûreté en nombre égal à celui des appareils ; ces lampes, à huile végétale ou à benzine, seront d'un type autorisé.

Lorsqu'on emploiera des lampes électriques portatives, ou des lampes à acétylène, les sauveteurs devront être porteurs de lampes à benzine ou à huile, leur permettant de reconnaître l'existence éventuelle de gaz irrespirables.

Dans chaque dépôt particulier ou dans chaque station centrale, un employé ou un surveillant compétent, renseigné comme tel au registre de contrôle, sera chargé, sous sa propre responsabilité, de vérifier et d'entretenir les appareils respiratoires, ainsi que leurs accessoires, les lampes électriques, les réserves et approvisionnements de la station.

Dans chaque mine, un nombre de personnes, double de celui des appareils, sera exercé à l'emploi de ceux-ci.

Les sauveteurs seront répartis autant que possible également entre les trois postes de travail ; leurs noms et adresses seront affichés.

Comme sauveteurs, on ne peut admettre que des personnes reconnues aptes à ce service par le médecin ; elles devront, en outre, avoir exécuté deux exercices d'une étendue égale au temps minimum d'utilisation des appareils.

Les sauveteurs doivent effectuer au moins deux exercices complets par an. L'exécution des travaux pratiques de sauvetage, au cours d'un incendie par exemple, peut tenir lieu d'un exercice. Les résultats des exercices de sauvetage et des interventions éventuelles en cas d'accident seront transcrits, avec les observations qu'ils comporteraient, sur des formulaires conformes à la circulaire 2706 de 1907. On établira et on tiendra au courant un inventaire des approvisionnements de la station, de même que l'on notera les résultats des visites périodiques des appareils respiratoires, des essais de contrôle des cartouches de substances régénératrices et des bonbonnes d'oxygène.

Toutes les écritures, tenues en vertu des prescriptions précédentes, se trouveront à la station de sauvetage ou dans les bureaux de la direction et les ingénieurs des mines pourront en prendre connaissance.

Dans toutes les mines susceptibles de donner des incendies, on déposera en des endroits convenables tous les matériaux nécessaires à la construction des barrages : briques, chaux, bois ronds, planches, ainsi que les outils et les clous nécessaires. Ces dépôts seront indiqués par des écriteaux.

Les prescriptions antérieures, en date du 20 octobre 1896, 16 août 1902 et 6 avril 1906, sont abrogées.

Dans les mines importantes et dans celles qui présentent des dangers spéciaux, on établira des refuges souterrains en suivant dans les grandes lignes les indications des articles de l'*Osterreichische Zeitschrift fur Berg- und Huttenwesen*, années 1898 et 1904; ces refuges seront établis en des endroits convenables et en nombre suffisant.

Cette circulaire sera transcrite en son entier au registre de la mine. Ses prescriptions seront exécutoires après un délai de deux mois.

Les recours contre la présente ordonnance ne sont pas suspensifs des prescriptions de celle ci.

d) « K. K. Berghauptmannschaft » de Vienne.
(Bassin d'Ostrau-Karwin).

Extrait du règlement relatif aux mesures à prendre pour le sauvetage des ouvriers mineurs en cas d'explosion de grisou ou de poussières de charbon, ou d'incendies des mines (11 octobre 1905) (1).

Article premier. — Les mines appartenant à la catégorie des mines grisouteuses, suivant le paragraphe 1er du règlement de 1902, sont tenues de prendre les mesures préventives ci-après en vue d'assurer autant que possible le succès des opérations de sauvetage nécessaires en cas d'accident (explosion de grisou ou autre, ou incendie des puits ou galeries de mines) :

§ 1. Chaque mine doit avoir, le plus près possible du ou des puits de descente, un local au jour installé en poste de secours et dans lequel se trouvent les appareils mentionnés dans les paragraphes 2 et 3 ci-dessous.

Toutefois, deux ou plusieurs mines voisines peuvent, avec l'autorisation de la Capitainerie des mines, avoir un poste de secours commun et accessible à chacune d'elles. La surveillance de ce poste ainsi établi est confiée au chef de service de la mine la plus proche.

§ 2. Chaque poste de secours doit posséder des appareils respiratoires capables de faire un service d'une heure au moins et de permettre une liberté complète des mouvements de l'ouvrier. La Capitainerie des mines désigne les appareils à employer.

Le nombre des appareils respiratoires d'un poste de secours doit être égal à 2 % du nombre des ouvriers (surveillants et boute-feu compris) du poste le plus nombreux occupé dans la mine ; il ne devra jamais être inférieur à 10. Les appareils seront dans un état parfait d'entretien et toujours prêts à être employés.

Après chaque manœuvre ils seront remis en état.

Si un poste de secours est commun à plusieurs mines, le nombre des appareils respiratoires devra correspondre à la mine qui compte le plus de personnel.

En plus, à chaque changement de poste d'ouvriers, les accrocheurs emporteront dans une caisse *ad hoc* au moins deux lampes électriques et deux appareils respiratoires qui doivent toujours se trouver à l'accrochage pour servir comme il est indiqué à l'article 2 (chapitre B

_____

(1) Traduction du Comité central des Houillères de France. Note n° 108.

avant-dernier alinéa), ou en cas d'accident de peu d'importance et de courte durée.

Ces appareils respiratoires et lampes électriques sont laissés au fond si les ouvriers du poste suivant n'en apportent pas avec eux. Les accrocheurs vérifient, avant la descente de chaque poste, le bon état des appareils ci-dessus.

§ 3. Le poste de secours possède, en outre, des lampes électriques en nombre égal à celui des appareils respiratoires, ainsi que des lunettes protectrices contre les fumées, si les appareils respiratoires comportent leur emploi. Il possède également et en quantité suffisante, des pièces de toile ordinaire ou de toile à voile, enduites de goudron, de façon à permettre, par l'établissement de circuits auxiliaires d'aérage, de chasser le plus rapidement possible les mélanges explosifs et le grisou.

§ 4. Le chef de service désigne un surveillant ou un employé qui inscrit au registre des descentes le nom de l'employé responsable de l'entretien de tous les appareils du poste du secours. Ce dernier doit dresser l'inventaire exact des appareils et noter sur le même registre les résultats des essais ou manœuvres qui sont faits de temps à autre sur les appareils respiratoires (vérification de la résistance des bonbonnes d'oxygène), sur les lampes électriques, etc.; ce registre se trouve dans le poste de secours et peut être consulté à volonté.

§ 5. Dans chaque mine, le nombre des ouvriers exercés à l'emploi des appareils, lampes, etc., doit être au moins égal au nombre des appareils prescrits plus deux. Ces ouvriers doivent être répartis aussi également que possible dans chaque poste de travail et on prendra les mesures nécessaires pour que le cadre de ce personnel soit toujours au complet.

Il est désirable que le personnel de sauvetage de chaque mine forme avec celui des mines voisines une corporation pour que, en cas de danger ou d'alarme, on puisse disposer d'équipes plus importantes de sauveteurs.

Tous les membres de cette corporation doivent connaître les voies principales de toutes les mines dans lesquelles ils peuvent être appelés à opérer des sauvetages. La formation de cette corporation est soumise à l'approbation de l'inspecteur des mines.

Afin d'accoutumer le personnel de sauvetage à l'usage des appareils respiratoires, on exécute des manœuvres avec le personnel complet, une fois au moins tous les deux mois, dans des milieux à gaz irrespirables. Les hommes arrivent ainsi à porter leurs appareils le plus longtemps possible.

Le personnel, exercé dans la chambre à fumées, se perfectionnera encore davantage par des manœuvres dans les parties non grisouteuses de la mine.

L'admission dans le personnel de sauvetage est subordonnée aux conditions suivantes :

1° Les postulants sont soumis à un examen médical ; le médecin déclare s'ils sont aptes ou non à remplir ces fonctions ;

2° Les postulants sont soumis à une série d'épreuves à la suite desquelles sont exclus ceux qui ne peuvent pas, après les cinq dernières manœuvres préparatoires, respirer au moins trois quarts d'heure sans être obligés d'enlever l'appareil respiratoire.

Le surveillant dont il est question dans le paragraphe 4, inscrit dans deux registres, dont l'un reste au poste de secours et l'autre à la lampisterie, les noms et domiciles des personnes faisant partie du personnel de sauvetage. On a soin d'y consigner les changements de domicile du personnel inscrit, ainsi que les changements qui peuvent se produire dans le personnel lui-même.

Sur un autre registre également obligatoire, on consigne régulièrement les résultats des manœuvres du personnel de sauvetage.

Le chef de service doit faire son possible pour que quelques autres ouvriers soient mis d'avance au courant des mesures à prendre en cas de danger (voir art. 2 de ce règlement). Ces ouvriers s'orienteront ainsi plus rapidement et plus facilement dans la tâche qui pourra leur incomber.

En cas d'accident grave, le chef de service peut décréter le « service permanent », qui oblige tous les surveillants et employés de toutes catégories sous ses ordres et qui se trouveraient en congé ou absents, à venir reprendre immédiatement leur service sans autre avis. Sous le régime du service permanent, personne ne doit quitter son poste sans une autorisation spéciale du chef.

ART. 2. — Les mesures à prendre lors d'une catastrophe causée soit par une explosion de grisou ou de poussières de charbon, soit par un incendie de puits ou de galerie, donneront un résultat appréciable si les appareils, dont il est parlé dans l'article précédent, sont prêts à être mis en service et surtout si le chef de service se rend compte de l'importance et de l'utilité de ces mesures. On évitera ainsi les fausses manœuvres qui peuvent occasionner des désastres. Les mesures à prendre dépendent principalement de l'importance et des conditions locales. On observera les instructions contenues dans les chapitres suivants :

Le chapitre A traite de l'explosion de poussières ou de grisou, ainsi que des incendies de mines.

Le chapitre B traite des incendies de puits.

CHAPITRE A. — *Mesures à prendre en cas d'explosion de poussières ou de grisou, ou d'incendie de mines.* — Le chef de service doit d'abord se rendre compte si le ventilateur est en bon état et si les fermetures du puits, s'il y en a, ne sont pas déplacées. En cas d'avarie, il faut faire des réparations avec des ouvriers habitués à ce genre de travail.

Le nombre de tours du ventilateur ne doit être augmenté que dans des circonstances exceptionnelles parce que la marche normale et régulière est toujours préférable ; en général, une augmentation de l'aérage n'a d'ailleurs que peu d'importance. Si l'explosion était causée par un feu de mine, une augmentation du débit d'air frais serait dangereuse et pourrait causer la mort des mineurs obligés de fuir devant les gaz toxiques.

Pendant toute la durée du sauvetage, le ventilateur doit être surveillé par un ouvrier expérimenté sachant en régler la marche d'après les ordres qu'il reçoit du chef de service.

De plus, il faut immédiatement appeler des médecins en nombre suffisant et mettre à leur disposition tous les médicaments dont la mine est approvisionnée, ainsi que des aides pouvant donner aux blessés les premiers soins.

L'alarme est donnée au personnel de sauvetage (voir art. 1er, § 5) qui s'équipe avec les appareils nécessaires. Si le cas est urgent, les mines voisines sont priées d'envoyer leur personnel de sauvetage, muni des appareils. Une personne, placée à la recette du puits, note les mineurs qui remontent après la catastrophe, de manière que la constatation du personnel manquant puisse se faire plus rapidement.

Les surveillants qui sortent avec leurs ouvriers se présentent aussitôt au chef de service et lui font leur rapport.

Le nécessaire doit être fait pour que la foule ne pénetre pas dans les bâtiments de la mine.

On préviendra par télégraphe ou téléphone l'Inspecteur des mines, la capitainerie des mines et la gendarmerie la plus proche.

La conduite à tenir dépend du genre et de l'importance de la catastrophe ainsi que des conditions locales; elle est réglée d'après les observations et les rapports sur l'accident.

En général, il faut se rendre compte si l'explosion peut causer un feu de mine ou si ce feu a éclaté. On peut facilement trancher cette question par l'examen du ventilateur, surtout si l'accident s'est produit en plein jour : lorsqu'il y a feu, le ventilateur laissera échapper de la fumée qui devient de plus en plus noire.

Si on ne redoute pas le feu, le sauvetage peut être fait sans danger, pourvu qu'on y mette la prudence nécessaire. On suit l'air frais de l'entrée jusqu'à la région de l'accident où l'on pénètre en rétablissant successivement les portes d'aérage, si celles-ci ont été détruites par l'explosion.

Afin de faciliter sa marche en avant, le personnel de sauveteurs peut se partager en deux équipes : la première qui avance aussi loin que les appareils respiratoires le lui permettent, avec mission unique de retirer les asphyxiés du milieu de gaz toxiques, tandis que la seconde équipe rétablit les portes d'aérage. Dans un grand nombre de cas du même genre, il est préférable d'augmenter le courant d'air dans les parties en danger tout en le diminuant dans celles non menacées ; mais il faut alors s'assurer que les personnes restées dans ces dernières ne souffriront pas de cette diminution d'air.

Si l'incendie s'est déclaré dans la mine, les moyens de sauvetage ne sont pas les mêmes que ceux prescrits ci-dessus. Des volontaires essaieront, en premier lieu, de pénétrer jusqu'à l'incendie afin de sauver les personnes pouvant s'y trouver. Si de nouvelles explosions étaient à craindre ou se sont déjà produites et que l'importance de la catastrophe donne la conviction qu'il n'y a plus de survivants dans les parages de l'incendie, le sauvetage doit être interrompu pour sauvegarder le personnel, et il faut étouffer le feu sans retard.

Au cas où une explosion formidable vient à se produire dans une mine, et si l'on n'a pas de données certaines permettant au personnel de sauvetage d'entrer en action, le chef de service, après avoir pris à l'extérieur de la fosse les précautions ci-dessus, doit se rendre au puits de descente où il vérifie si les installations d'extraction fonctionnent et si le dit puits est exempt de gaz toxiques, ce dont il s'assure en faisant descendre et remonter très lentement la cage d'extraction munie de lumières. Il constate ainsi si le puits de circulation du personnel est en bon état, puis il ordonne la descente du personnel de sauvetage qui est dirigé par un surveillant et est muni des appareils respiratoires, des lampes électriques, des lampes à tamis indiquant la présence des gaz explosifs. Après examen de la situation, le personnel de sauvetage peut, ou se servir immédiatement des appareils respiratoires ou les emporter pour les utiliser en temps voulu.

Dans la plupart des cas, même après une forte explosion, les gaz toxiques se dissipent rapidement avec une ventilation normale, de sorte que les personnes qui descendent immédiatement après l'explosion ne courent pas de danger.

Le travail du personnel de sauvetage comprend les points suivants:

a) Rechercher s'il existe des courts-circuits entre les puits d'extraction et de retour d'air. S'il en existe, il faut les supprimer dans le cas où ce travail ne demande pas trop de temps. Si, au contraire, ce travail doit être long, un rapport est adressé au chef de service, qui fait le nécessaire pour leur suppression;

b) Maintenir dans les recettes le service des signaux qui doit être confié aux ouvriers des accrochages ou à d'autres ouvriers habitués à ce travail;

c) Remonter les asphyxiés et les blessés;

d) Informer au plus tôt de l'accident les personnes se trouvant dans les parties de la mine non menacées;

e) Pénétrer, en suivant l'air frais, sur le lieu de l'accident pour bien déterminer la partie sinistrée après avoir renforcé la première équipe par une deuxième;

Dresser un rapport pour le chef de service;

Pendant ce temps, le chef de service donnera les ordres nécessaires pour qu'on descende dans la mine, en quantités suffisantes, les matériaux tels que portes de réserve, planches, toiles à voile, clous, lattes, etc. Il organisera la formation de nouvelles équipes de sauvetage, munies d'appareils respiratoires et de lampes électriques, pour renforcer la première équipe.

Il reçoit les rapports des surveillants du personnel remonté des quartiers non menacés et prend soin, si l'ordre n'en a pas déjà été donné par les surveillants, de placer aux carrefours des voies, des hommes connaissant bien la mine et pouvant indiquer le chemin.

Il fait descendre, en outre, un grand nombre de lampes de mine qu'on place de loin en loin sur les voies pour indiquer le chemin de l'accrochage.

Enfin, si sa présence au fond n'a pas été jugée indispensable plus tôt, il y descend lui-même en ce moment pour prendre en personne la direction du sauvetage et ce, après avoir désigné son remplaçant au jour.

IV. — France.

Arrêté ministériel du 15 avril 1907.

ARTICLE PREMIER. — Les sièges d'extraction des mines de toute nature qui occupent simultanément, au poste le plus chargé, plus de 100 ouvriers au fond doivent être pourvus, conformément aux dispositions ci-après, d'appareils respiratoires portatifs, prêts à être immédiatement utilisés et permettant de séjourner une heure au moins dans une atmosphère irrespirable.

Ceux qui occupent simultanément au fond 100 ouvriers au plus, au poste le plus chargé, sont dispensés de l'application du présent arrêté, sauf circonstances particulieres à raison desquelles ils peuvent être astreints aux conditions spéciales que fixera le ministre.

ART. 2. — Dans les mines de combustible, le nombre des appareils est fixé comme suit :

Si, dans les conditions prévues à l'article 5, la mine possède un poste central de secours ou est affiliée à un poste central commun à plusieurs mines, le nombre des appareils peut être réduit à deux par siège d'extraction.

Dans le cas contraire, ce nombre ne peut être inférieur pour chaque siège, à deux appareils pour les deux premiers cents ouvriers du fond, du poste le plus chargé, plus un appareil pour 200 ouvriers en sus, sans toutefois qu'aucun siège soit tenu de posséder plus de six appareils.

ART. 3. — Dans les mines autres que celles de combustibles, le nombre des appareils peut être réduit à deux par siège d'extraction.

ART. 4. — Le ministre des travaux publics peut décider que plusieurs sièges d'extraction voisins seront considérés, pour l'application des articles 2 et 3, comme n'en constituant qu'un seul.

ART. 5. — Le fonctionnement et la circonscription des postes centraux prévus à l'article 2 doivent avoir été approuvés par le ministre des travaux publics.

Chacun de ces postes doit être pourvu d'un nombre d'appareils au moins égal à celui qui correspondrait, d'après l'article 2, troisième alinéa, au siège d'extraction le plus important de la circonscription, sans que ce nombre puisse descendre au-dessous de 1 $^o/_{oo}$ du total des ouvriers occupés souterrainement dans les mines affiliées. Toutefois, aucun poste central n'est tenu de posséder plus de 20 appareils.

ART. 6. — Tout poste central de secours est placé sous la direction immédiate d'un ingénieur ou inspecteur familiarisé avec l'emploi des appareils. Il doit pouvoir disposer au moins de dix sauveteurs dûment exercés ou, si le nombre des appareils prévu à l'article 5 dépasse dix, d'un nombre de sauveteurs dûment exercés au moins égal à ce nombre d'appareils, dans des conditions lui permettant d'envoyer aux sièges affiliés, dans les délais qu'indique le règlement approuvé par le Ministre, le nombre de sauveteurs et d'appareils qui sera reconnu nécessaire.

Les sauveteurs du poste central doivent être familiarisés avec l'emploi de tous les appareils respiratoires de sauvetage en usage dans les mines affiliées.

Art. 7. — Tout poste central de secours, après avoir demandé et obtenu l'approbation prévue à l'article 5, est tenu de déférer aux mises en demeure qui peuvent lui être adressées par le Ministre des Travaux publics en vue de faire disparaître les défectuosités reconnues dans son fonctionnement; s'il ne se conforme pas à cette mise en demeure dans le délai imparti, l'approbation peut lui être retirée; avis de la décision est donnée aux mines affiliées, pour qu'elles aient à se conformer individuellement aux prescriptions de l'article 2, troisième alinéa.

Art. 8. — Les appareils approvisionnés sur chaque siège d'extraction doivent être conservés dans un dépôt, superficiel ou souterrain, disposé de manière à ce que les appareils puissent être amenés rapidement sur le lieu du sinistre. Ils sont confiés à la garde d'un employé spécial.

Les conditions d'installation et de fonctionnement du dépôt sont déterminées par une consigne communiquée aux ingénieurs des mines.

Art. 9. — Le maniement et l'emploi des appareils de chacun des dépôts visés à l'article précédent sont confiés à des ouvriers ou employés de choix, spécialement désignés, ayant une connaissance complète de la mine, capables d'y circuler sans guide et familiarisés par des exercices méthodiquement renouvelés, avec l'emploi des appareils.

Le nombre de ces ouvriers ou employés doit être au moins double de celui des appareils, sans pouvoir descendre au-dessous de 8 par siège d'extraction soumis au présent règlement. Ils sont répartis, autant que possible en nombre égal, entre les divers postes de l'exploitation. Ils doivent habiter le plus près possible des travaux; leurs noms et adresses sont portés sur un registre spécial.

Le quart au moins de tous les employés attachés directement aux travaux souterrains du siège d'extraction doivent être capables de concourir aux travaux de sauvetage en utilisant les appareils respiratoires.

La consigne, prévue à l'article 8, fixe les conditions de conservation, d'essai et d'emploi des appareils, ainsi que celles des exercices auxquels sont assujettis les ouvriers et employés appelés à en faire éventuellement usage.

ART. 10. — Les ingénieurs et contrôleurs des mines surveillent, dans leurs tournées, l'application des dispositions du présent arrêté; ils provoquent toutes les dispositions complémentaires qui peuvent être jugées opportunes, sans préjudice, s'il y a lieu, de l'application des articles 93 et suivants de la loi du 21 avril 1810.

ART. 11. — Le présent arrêté devra être intégralement appliqué dans le délai d'un an à partir de sa publication au *Journal officiel*, à moins de dérogations autorisées par le ministre des travaux publics à quelqu'une des dispositions qu'il prévoit.

V. — Hollande.

EXTRAIT DU RÈGLEMENT SUR LES MINES DU 22 SEPTEMBRE 1906.

Mesures de sauvetage. — ART. 222. — § 1. En un endroit qui devra être admis par l'ingénieur en chef des mines, on tiendra en bon état de fonctionnement et prêts à servir, un nombre suffisant d'appareils respiratoires, de lunettes contre les fumées et de lampes de sûreté dont certaines à pouvoir lumineux élevé.

Ces appareils doivent permettre de pénétrer dans une atmosphère de gaz asphyxiants. On devra avoir un approvisionnement suffisant des matériaux nécessaires à l'exécution des travaux de sauvetage souterrains.

§ 2. Les directeurs des charbonnages doivent veiller à ce qu'une brigade de sauveteurs, constituée d'un nombre suffisant d'ouvriers et de surveillants, soit convenablement entraînée à l'emploi de ces appareils et soit périodiquement exercée par un instructeur compétent.

§ 3. Les noms, professions et adresses des membres de la brigade seront consignés dans un registre qui sera conservé au dépôt des appareils de sauvetage. Les dates auxquelles ont eu lieu les exercices y seront également inscrites.

§ 4. Notre ministre peut, les directeurs des charbonnages entend dus, édicter des prescriptions concernant le dépôt de vivres dans les travaux souterrains.

ART. 223. — § 1. Des objets de pansement, des médicaments et des civières pour le transport des blessés et des malades seront conservés aux endroits à désigner par l'ingénieur des mines, les exploitants entendus.

Un local où les blessés peuvent séjourner provisoirement sera aménagé suivant les conditions à imposer par arrêté ministériel. Un certain nombre de personnes devront être aptes à donner les premiers soins aux blessés; une de ces personnes devra être en permanence au siège d'exploitation.

§ 2. Des instructions claires et succinctes concernant les premières mesures à prendre en cas d'accident devront être affichées aux endroits désignés par l'ingénieur en chef des mines, l'exploitant entendu.

Ultérieurement à la promulgation du règlement du 22 septembre 1906, un arrêté ministériel a fixé le nombre d'appareils respiratoires à 2 % du nombre d'ouvriers du poste le plus nombreux. 50 % de ces appareils peuvent être à vent soufflé. Le nombre de sauveteurs à exercer est laissé à l'approbation des exploitants.

VI. — Russie.

Un projet de règlement, élaboré par le Comité des mines de Russie en avril 1904, prévoyait les prescriptions suivantes relatives aux appareils respiratoires :

Un poste de sauvetage sera établi à chaque siège d'extraction ; l'administration des mines pourra autoriser plusieurs exploitations voisines à établir en commun une station centrale de sauvetage; chaque poste sera muni d'appareils respiratoires dont le fonctionnement sera garanti pendant une heure au moins. Si le poste dessert une seule mine, le nombre d'appareils sera de 5 % du nombre d'ouvriers du poste le plus nombreux, avec un minimum à fixer par l'ingénieur des mines. Si la station de sauvetage dessert plusieurs mines, le nombre d'appareils correspondra à celui qui serait imposé pour la mine la plus importante du groupe La station sera munie de lampes électriques et de lunettes à fumées en nombre égal à celui des appareils respiratoires. Le directeur désignera un agent responsable des appareils et de leur bon entretien. Dans chaque mine, des ouvriers en nombre au moins double de celui des appareils seront exercés à l'emploi de ceux-ci.

Ce projet entrait aussi dans des détails assez minutieux sur l'organisation générale du sauvetage après un accident; il fixait les points principaux sur lesquels devaient porter les efforts des équipes de sauvetage: obturation des courts-circuits qui auraient pu se produire entre les puits d'entrée et de retour d'air; établissement d'un système de signalisation entre les divers étages et entre la surface; transport et évacuation des blessés; retraite des ouvriers occupés dans les chantiers non atteints par l'explosion; exploration des chantiers sinistrés, etc., etc.

Le projet, très étendu, dont nous avons extrait ci-dessus quelques-unes des données, n'a pas été adopté.

Un règlement concernant l'emploi des appareils respiratoires a été édicté le 17 mars 1907 par le ministre du commerce et de l'industrie. Nous en donnons ci-dessous les prescriptions (1)

Article 1. — Dans chaque mine de houille, on organisera une équipe de sauveteurs qui seront exercés à l'emploi d'appareils permettant de pénétrer dans les gaz irrespirables.

a) Dans les mines affiliées à l'organisation centrale pour la formation et la surveillance des équipes de sauvetage, le nombre des ouvriers appartenant à ces équipes sera d'au moins 4 % du personnel occupé pendant le poste le plus important. Par groupe de 4 ouvriers faisant partie de l'équipe de sauvetage, on disposera au moins d'un appareil respiratoire et d'une lampe électrique portative; à chaque mine, seront déposés au moins trois appareils complets avec accessoires.

b) Dans les mines non affiliées à la même organisation, le nombre des ouvriers faisant partie d'une équipe de sauvetage sera fixé d'après des règles analogues; mais il ne sera pas inférieur à six hommes, et, pour chaque groupe de trois hommes faisant partie des équipes, on disposera de deux appareils respiratoires et de deux lampes portatives; dans les mines occupant moins de 50 ouvriers, et sous réserve d'approbation par le service local de surveillance, le nombre des hommes faisant partie des équipes de sauvetage peut être réduit à trois, avec deux appareils respiratoires et deux lampes portatives électriques; ce tempérament ne peut être admis que si la mine considérée est dans le voisinage d'une grande mine, où existe une équipe de sauvetage d'importance normale. (Le voisinage doit être compris

_____

(1) *Glückauf*, 1907, n° 33, p 1051

comme suit : moins de 1 1/2 verste, soit 1,600 metres, quand les mines sont reliées par téléphone; sinon, moins de 1 verste, soit 1,067 mètres).

Art. 2. — Dans chaque mine d'or souterraine, ainsi que dans chaque mine métallique, sauf dans celles qui exploitent des produits incombustibles, et ne font pas usage de revêtements en bois, on organisera une équipe de sauveteurs qui seront exercés à l'emploi d'appareils permettant de pénétrer dans les gaz irrespirables. L'importance de cette équipe, le nombre d'appareils respiratoires, de lampes électriques portatives et d'autres instruments destinés au sauvetage, seront déterminés par le service local de surveillance, le propriétaire de la mine entendu. Ces sauveteurs seront aussi exercés à donner les premiers soins aux blessés.

Art. 3. — Le choix des appareils respiratoires et des lampes est laissé à l'appréciation du propriétaire de la mine, sous réserve de l'approbation du service local de surveillance. Les appareils adoptés devront être pratiques, bien construits et d'un fonctionnement assuré.

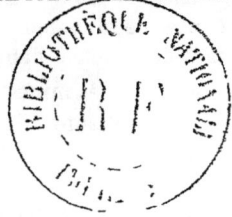

Liste des plans et vues photographiques.

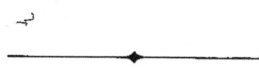

TABLE DES MATIÈRES

—

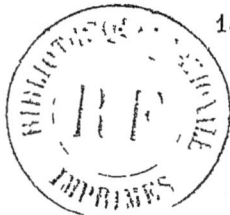

SOMMAIRE DE LA 2ᵐᵉ LIVRAISON, TOME XIV